武当灵方济世救民

千年艰辛潜心

挖整丛书问岳簦

法永存

贺尚氏电名医武当灵方丛书出版

病员八十六岁

二〇二三年十一月

中国共产党好

社会主义好

伟大祖国好

弘扬道家医学，传承岐黄济世

罗钧

中国印刷集团公司总经理

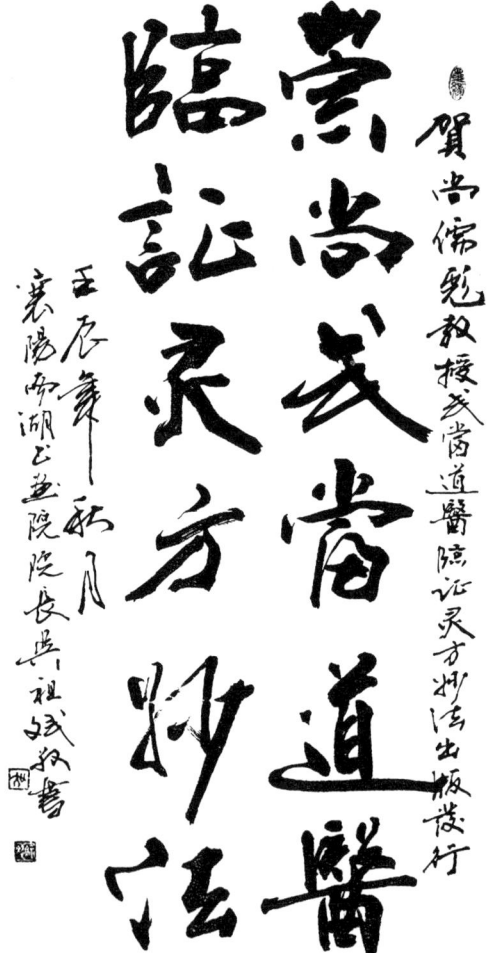

崇尚岐黄道医
临证灵方妙法

贺尚儒苑教授岐黄道医院证灵方妙法出版发行

壬辰年秋月
襄阳市湖北医院院长吴祖斌教书

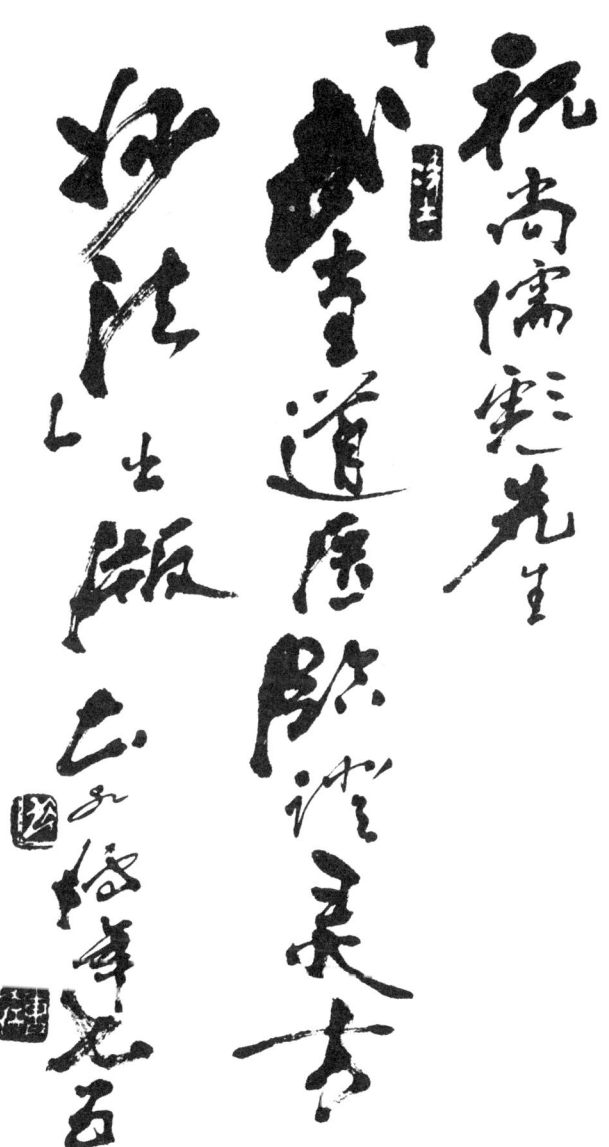

儒心如佛
醫術勝仙

祝尚儒兄同志武當道醫臨證靈方妙法發行

壬辰年孟冬襄陽寒山人書賀

武当道医临证灵方妙法
——系列丛书——

武當道醫
男科临证灵方妙法

尚儒彪 / 编著

山西出版传媒集团
山西科学技术出版社

内容简介

本书是一部男性病治疗专著,共三篇。

第一篇介绍了武当道教医药关于男性病的生理、病理及相关理论,同时也收集了现代医学的新知识、新的医学科研成果,体现了武当道教医药与时俱进、不断纳新、丰富已知的优良传统。

第二篇介绍了武当道教医药在临床上的具体应用,以数十种临床常见的男科疾病,采用了武当道医特殊的"四个一"疗法治疗,有些治疗方法本书首次公布于世。

第三篇介绍了武当道教医药养生药膳与养生方药,对男性保健及养生确能起到很好作用。书中介绍的武当道教医药中乾道们修炼的秘传功法,对强身健体、益寿延年有难以预料的效果。最后笔者将近年撰写的《武当道教医药文化渊源探秘》一文介绍给读者,使读者对武当道教医药渊源有个初步了解。

此书适合家庭收藏,作为男性预防疾病、养生、保健之书,临床医生作为治疗男性疾病参考资料,在校医科大学的学生可作为选读资料。

序　言

  我虽然没有专门研究过武当山道教医药，但长期在武当山地区生活工作，长期阅读道教史志及《正统道藏》，长期接触道教界人士，耳濡目染，能感受到道教与中医学的密切联系，对民间流传的"医道同源""十道九医"等习惯说法也有几分体悟和认知。

  道教与其他宗教相比，其教义思想的最大特色是"贵生"。生，是指生命存在和延续，"贵生"，即珍惜生命、善待生命之意。"贵生"的教义主要反映在三个层面：一是对自己；二是对他人；三是对其他有生命的物体。从这三个层面都可以看出"医道同源"的轨迹。

  对自己，道教追求修道成仙、长生久视，所以特别重视"生"。《道德经》说："深根固柢，长生久视之道。"《太平经》说，天地之间，"寿最为善"，生命长久存在本身就意味着是最高的善。与生命存在相比，富贵功名都算不得什么。《抱朴子》说："'天地之大德曰生。'生好物者也，是以道家之所至秘而重者，莫过于长生之方也。"《抱朴子》说："百病不愈，安得长生？""古之初为道者，莫不兼修医术"。道教修道成仙的信仰和理论促使其信奉者孜孜不倦地追求长生不老之药，并伴随"内以养己"的炼功，通过导引、辟谷、清心寡欲以达到祛病延年、强健体魄的目的。历代道士在修炼过程中积累了大量有关医药卫生、祛病延年、保健强身的知识与方术，它包括服饵外用、内丹导引等方法。医学治病要研究人的身体，道教养生也要研究人的身体，所以我们在道教《黄庭内景经》中可以看到《黄帝内经》的影响。南朝道医陶弘景《养性延命录》高举"我命在我不在天"的道教生命哲学大旗，强调修道之人如果平时能加强身心修养，注重合理饮食和房中卫生，善于调理，就能保持身心健康，防止疾病萌生。该书强调的"生道合一"的宗旨是"医道同源"的典型案例。

对他人，道教宣扬重人贵生，济世度人，所以特别重视"生"。《太平经》说：天地之性，万千事物中"人命最重"。《三天内解经》说："真道好生而恶杀。长生者，道也。死坏者，非道也。死王乃不如生鼠。故圣人教化，使民慈心于众生，生可贵也"。在被道教奉为万法之宗、群经之首的《度人经》中，开卷即宣扬"仙道贵生，无量度人"的教义。道教有以医传道的传统，如东汉张陵创"五斗米道"是从为百姓治疗疫病开始的，张角的"太平道"也是通过为民治病吸引了信众。道教认为修炼成仙必须做到功行双全，道士们将各种修炼养生的法门统称为"功"，并认为在练功的同时还必须行善积德，济世度人,即所谓"行",只有做到"功行圆满",才能得道成仙。而行医施药是济世度人的一大功德,这无疑也会促使教门中人自觉研习医术,通过治病救人来行善立功德。

对其他有生命的物体,道教宣扬齐同慈爱,万物遂生,所以特别重视"生"。

道教尊重生命、宝贵生命的思想并不仅仅是针对人的,天地日月、草木鸟兽等万物的生命都是宝贵的,都需要人们怜悯善待,不可随意伤害。武当道教敬奉的主神——玄天上帝是主宰天一之神,是水神。《敕建大岳太和山志》说:"其精气所变曰雨露、曰江河湖海;应感变化,物之能飞能声者,皆天一之所化也";"玄帝有润泽发生、至柔上善、涤秽荡气、平静之德,上极重霄,下及飞潜,动植莫不资焉。"因此,武当道教的玄帝信仰也充分体现了"贵生"的教义精神。古代道医不仅为人治病,遇到动物有病也会积极施救,民间传说道医孙思邈为小蛇治伤的故事就反映道教齐同慈爱的"贵生"教义。

民间"十道九医"之说,也不是空穴来风。翻阅道教史志就会发现,历代道士中兼通医术者不在少数。以武当山为例,宋代以来山志对通医术为民治病的道士多有记载。元代《武当福地总真集》云:田蓑衣"人有疾厄叩之者,摘衣草吹气与之,服者即愈。"孙寂然"以符水禳祷为民除疾,众皆归之，数年之间，殿宇悉备。高宗诏赴阙庭，以符水称旨，敕度道士十人。"邓真官"远迩疾患，皆奔趋之。"鲁洞云"年八十余，以道著远，点墨片纸，可疗民疾"。叶云莱"至元乙酉，应诏赴阙，止风息霆，祷雨却疾，悉皆称旨。"明代《大岳太和山志》云：王一中（？—1416年）"符水济人，御灾捍患，事多灵验。"张道贤"奉命采药于名山大川"。雷普明"御马监马大疫，檄普明治之，遂息"。《续修大岳太和山志》卷四《仙真》云：黄清一（？—1900年）"识药性，苦修炼。昼则入山采药，和丸济世"。黄承元（1785—1876年）"性慈祥，甘淡泊。日以采药济世为事"，治愈病人甚多。该志卷一记载："紫霄宫杨来旺知医，纂有《妙囊心法》；周府庵郑信学、蒲高衡、饶崇印知医；紫阳庵王太玉知外科；自在庵高明达外科。"20世纪90年代初，我在搜集武当山道教历史资料时，听说清末民初武当山坤道胡合贞知医术、识药性，曾为武当山周围许多民众治愈过疾病；20世纪70年代，我曾见过冲虚庵赵元量道长为民推拿疗伤，不取分文，颇受民众尊敬。所以我和王光德会长合著《武当道教史略》时，专门为胡合贞、赵元量道长立传，以表彰他们悬壶济世之功。

尚儒彪先生，道名信德，是武当道教龙门派第25代俗家弟子。20世纪70年代初，因开展"一把草运动"进入武当山采挖中草药，认识了在庙道医朱诚德，遂拜其为师，学习道教医药。经过长期的临床实践,他总结整理出武当山道教医药的"四个一"疗法,即"一炉丹、一双手、一根针、一把草",并发表多篇文章介绍武当道教医药。尚医生退休前为湖北省丹江口市第一医院主任医师,2002年被十堰市卫生局评为"十堰十大名中医"之一。他曾参与编写《中国武当中草药志》,著有《伤科方术秘笈》《古传回春延命术》《中国武当医药秘方》《武当道教医药》等医书。

《武当道医临证灵方妙法系列丛书》是尚儒彪先生总结研究武当道教医药的最新成果,该丛书由内科、儿科、妇科、男科、伤科、外科、方药7个部分组成。作者长期从事中医药工作,除本人家传及师授秘方外,还注意搜集、整理武当山历代道医治疗各种疾病的灵方妙法,并将其应用于临床实践,积累了大量的成功经验。古人云:"施药不如施方。"现在,作者将自己长期收集的灵方妙法全部公开地介绍给读者,由读者斟酌选用,这种做法完全符合道教重人贵生、济世度人的教义,故乐为之序。

湖北省武当文化研究会会长　杨立志

自　序

　　壬辰孟春,当我校完新作《武当道医临证灵方妙法系列丛书》,真有新产妇视婴之感。产妇只需十月怀胎,吾作此书,积累资料数十载,辛苦撰写近十年。虽经精雕细琢,修改数遍,书中仍有不尽如人意处,但慈母看娇儿,虽丑亦舒坦。

　　余幼承家技,自幼受百草香气熏染,从记事起,常见将死者复活,危重者转安,常与家人共享患者康复之快乐,亦常为不治者而心酸,遂立志:长大学医,为人解苦救难。1961年我拜名医齐正本为师学习中医外伤科,1963年参加工作进入医院,曾拜数位名医为师,有湖北当阳县的朱家楷,宜昌许三友,襄阳铁路医院的邓鸿儒,襄阳中医院的陈东阳和马玉田。参加工作后,我坚持在工作第一线,数年没有休过节假日,工作没有黑夜与白天,玩命地工作,换来的是历届领导信任,患者喜欢。组织上曾派我到湖北洪湖中医院学习治类风湿,赴山西省稷山县杨文水处学习治疗骨髓炎,在襄阳铁路医院学习治疗白癜风,去北京参加"全国中草药,新医疗法交流会",使我增长了见识,大开了眼界。1971年至

1973 年曾进修于武汉体育学院附属医院，成都体育学院附属医院，拜郑怀贤教授为师，学习骨伤科。1980 年进修于辽宁中医学院附属医院，拜王乐善、田淑琴为师，学习中医外科、皮肤科共 1 年。20 世纪 80 年代初，我考入湖北中医学院中医系，经 4 年系统学习，以优异的成绩完成学业。

20 世纪 70 年代初，因当时开展"一根针、一把草运动"，我多次进入武当山采挖中草药，与在庙道医朱诚德结缘，遂拜朱诚德为师，学习武当道教医药，这一拜，学习便是 40 年。谁知我越学越觉得自己所知甚少，临床穷技乏术常遇到疑难，得天时、地利之优势，有困难即向恩师朱诚德求教，无数次地进入武当山，他每次总能为我释疑解惑，用朴素的语言和形象的比喻，能使我通晓医书之理，并语重心长地告诉我，在行医的道路上要不断地学习，学医没有终点站。

遵师训，我发奋攻读医书，虽未悬梁刺股，但也是手不释卷，读《内经》忘了寒暑，背药性午夜不眠。深山采药，常拜师于道友，问方于民间，辄尝尽人间辛劳与苦甜，我曾数次尝毒，几经风险，初衷不改，苦而无怨。经数十年努力，现在我稍有所学，也有了一些临床工作经验。饮水思源，朱诚德恩师无私地传授我道医真学。我第二任恩师李光富为我的工作亦给了很多方便。在他的安排下，我拜读到《正统道藏》，并安排数位道友协助我采挖中草药标本，收集医药文献，为我撰写此书作出了很大贡献。受武当之恩惠比山还重，弘扬武当道教医药，义不容辞，我应勇挑重担，可用什么形式传承，吾甚是为难。武当道教医药文化深厚，源远流长，发掘之、提高之，确为重要。但泥古不化，无以进步，执今斥古，难以继承，以中拒外，有碍发展，化中为洋，有失根本。细思之，详考之，本着博众家之长，理当世精英，与道教医药融会贯通，讲究临床实用，为人类健康做一份贡献之初衷，我不顾年老多病，十年来上午接诊病人，下午至午夜书写书稿，从未间断。虽然因用眼过度视力不断减退，书写时间太长，累得我颈僵背痛，手困腕酸。只觉得昼夜苦短，甚感艰辛，方信"文章千古事，甘苦寸心知"不是谬言。现书已完稿，我心中欢喜，不能忘我恩师朱诚德毫不保留地传授道教医术，亦不能忘武当山的道友，时常与我朝夕相伴，不能忘那些帮助过我，为我提供过资料，为我讲述过武当道教医药人物或传奇故事的均州城里数位知情老人，在此我再次谢过！

我还应感谢丹江口市的很多领导，对我研究武当道教医药给予的大力支持，感谢丹江口市第一医院诸位领导，在我工作期间，为我研究武当道教医药营造了宽松的环境，并给予充分时间，更要感谢山西科学技术出版的领导和郝志

· 3 ·

岗编辑的大力支持，才使此书能顺利地与读者见面。书中不足，是作者水平有限，敬请谅解，并请提宝贵意见。

尚儒彪

前　言

在科学技术飞跃发展的今天，医学科学在这一发展过程中，分科越来越细，专业研究越来越精，因此，各医院出现了很多专业科室，如肿瘤科、内分泌科、乳腺病科等。这无疑能为不同的患者就医提供极大方便。但从古到今，对男性所特有的疾病而设专科治疗的"男病科"医院不多，当然为男性病著书立说者，亦屈指可数。明末清初山西名医傅青主大师，虽著有《傅青主男科》，但其内容甚简，对后世医学界影响甚微，与其所著的《傅青主女科》相比，相差甚远。

近些年来，医学界有识之士，对男性生理、病理及专科病做了一些很有价值的研究，为临床诊治男性病，设立男性疾病治疗专科，打下了坚实的基础。

男性疾病不仅关系到夫妻生活的美满，家庭关系协调，更能影响到社会和谐，乃至一个民族能否健康生存及优化繁衍。为了更好地关爱男性健康，响应党中央创建和谐社会的号召，为中华民族能健康生存，优化繁衍，笔者对武当道教医药中治疗男性病方药与方技，不断地挖掘、整理，又参阅了当代一些科研成果，吸取了当前临床上许多治疗男性病的灵方妙法，结合自己40余年临床治疗男性病的心得体会，编写了这部图书。这也是为我国加快男科病学的发展，为男性病临床诊治技术的提高，为天下男士身心健康水平的提高，尽吾绵薄之力。

在此书整个编写过程中，始终本着男性病治疗、预防、康复、养生为一体，临床所列病种，在治疗方药、方技方面本着安全、有效、药源广、药价廉为其基本条件。本书除吸取了一些现代医学先进而有效的方法外，更是尽可能地将武当道教医药历代古方、古法收集、整理、修改后列在书中，使古传方技不致湮没，而在我这一代失传。最后将笔者近年撰写的《武当道教医药文化渊源探秘》一文介绍给读者，使读者能对武当道教医药形成的主要元素、武当道教医药的传承关系、武当道教医药的特点有个初步了解。

虽然经过40多年准备工作，又用8年着手编撰，数易其稿，期间笔者亦是冬不近炉，夏不摇扇，忘寒暑，少睡眠，未敢偷闲，但小书成册，仍有不少遗憾。病种不多，治疗方法亦是挂一漏万，故恳请同道大贤，道教隐士大德，为本书多提修改的宝贵意见，使这一引玉之坯，早成一砖。

尚儒彪

目　录

contents

3

目
录

武
当
道
医
男
科
临
证

灵
方
妙
法

4

第一篇

理论与新知

第一章　男性生理概述

　　《中国道教大词典》载:仙籍语论《中和集》曰:"乾父也,坤母也……乾道成男,坤道成女"男、女之分,两性之别主要表现在性腺、生殖器官及第二性征的差异。故《素问·上古天真论》说:"丈夫八岁,肾气实,发长齿更;二八,肾气盛,天癸至,精气溢泻,阴阳和,故能有子;三八,肾气平均,筋骨劲强,故真牙生而长极;四八,筋骨隆盛,肌肉满壮;五八,肾气衰,发堕齿槁;六八,阳气衰竭于上,面焦,发鬓颁白;七八,肝气衰,筋不能动;八八,天癸竭,精少,肾脏衰,形体皆极,则齿发去……"这一段论述,高度概况了男性生长发育、成熟、衰老的发展变化过程及各个时期的生理特点,并突出反映了肾的精气在人体生命活动和生殖功能方面的重要作用。大意是说,男性到八岁左右,肾气开始充实,毛发生长,牙齿更换;到十六岁,肾气旺盛,天癸成熟,精气充满,能排精液,能生育子女;到二十四岁,发育完全成熟,筋骨强劲,智齿生长。……到了四十八岁,阳气渐衰,出现面色枯焦,发鬓花白,午过六十四岁,则肝肾衰退,天癸枯竭,形体衰老,生育能力也随之丧失……

　　现代生理学认为,男性在 13~14 岁进入青春期。此时,下丘脑、垂体、甲状腺、肾上腺等内分泌腺体功能活跃,激素分泌增加,致使新陈代谢增强,发育大大加快。睾丸在脑垂体促性腺素的刺激下日趋成熟,能产生精子,并分泌雄性激素(睾酮)。雄性激素促使生殖器官发育成熟,同时第二性征显露,如喉结突起,声音变粗,生长胡须和腋毛,并具备了生育能力。到24岁左右发育停止,长成体高、肩宽、肌肉发达的男性体态。30~55岁属男性的中壮年期,表现为体格健壮,精力充沛,生殖机能旺盛。55岁左右进入初老期,机体各组织器官逐渐老化,性机能和生育能力减弱。60~65岁以后属老年期,表现为形体衰老,脏腑机能减弱,生育能力完全丧失。不难看出,中国传统医学关于男性生理过程的论述与现代生理学的认识是颇相吻合的。

武当道医名著《雅尚斋遵生八笺》载有:肾神图曰:"神名玄冥,字育婴。肾之状,玄鹿两头,主藏志。象如圆石子二,色如缟映紫,生对脐搏着腰脊。左为正肾,配五脏。右为命门,男以藏精,女以系胞。肾脉出于涌泉。涌泉在足中。"《内景经》曰:"肾属北方水,为黑帝。主分水气,灌注一身,如树之有根。左名肾,右名命门,生气之府,死气之庐,守之则存,用之则竭。为肝母,为肺子,耳为之官,天之生我,流气而变为精,精所往来为之神。神者,肾藏其情智。左属壬,右属癸,在辰为子亥,在气为吹,在液为唾,在形为骨。久立伤骨,为损肾也。应在齿,齿痛者,肾伤也。经于上焦,荣于中焦,卫于下焦。肾邪自入,则多唾。膀胱津液之府,荣其发也。"《黄庭经》曰:"肾部之宫玄阙圆,中有童子名上玄。主诸脏腑九液源,外应两耳百液津。其声羽,其味咸,其臭腐,心邪入肾则恶腐。凡丈夫六十,肾气衰,发变齿动。七十,形体皆困。九十,肾气焦枯,骨痿而不能起床者,肾先死也。肾病则耳聋骨痿。肾合于骨,其荣在髭,肾之外应北岳,上通辰星之精。冬三月,存辰星之黑气。入肾中存之。人之骨疼者,肾虚也。人之齿多龃者,肾衰也。人之齿堕者,肾风也。人之耳痛者,肾气壅也。人之多欠者,肾邪也。人之腰不伸者,肾乏也。人之色黑者,肾衰也,人之容色紫而有光者,肾无病也。人之骨节鸣者,肾羸也。肺邪入肾则多呻。肾有疾,当吹以泻之,吸以补之。其气智。肾气沉滞,宜重吹则渐通也。肾虚则梦入暗处,见妇人僧尼,龟鳖驼马旗枪,自身兵甲,或山行,或溪舟。故冬之三月,乾坤气闭,万物伏藏,君子戒谨,节嗜欲,止声色,以待阴阳之定,无竟阴阳以全其生,合乎太清。"

鉴于肾的精气在人体生殖和生长发育过程中所起的主导作用,下面拟对肾的生理功能予以重点介绍。

二、肾的生理功能

肾是中国传统医学脏象学说的重要组成部分。因其功能广泛,作用突出,素有"先天之本""生命之根"的称誉。现将肾的生理功能分述如下。

(一)藏精,主发育与生殖

精是构成人体的基本物质,是生命和脏腑机能活动的物质基础,故《素问·金匮真言论》说:"夫精者,身之本也"。肾所藏之精包括先天之精和后天之精两类。先天之精禀受于父母,是构成胚胎的原始物质。《灵枢》说:"人始生,先成精","两神相搏,合而成形,常先身生,是谓精",即指先天之精而言。后天之精来源于饮食精微物质,由脾胃化生,肾"受五脏六腑之精而藏之",具有滋养全身脏腑、组织器官,维持人体生命活动,促进生长发育的作用,并不断充实先天之精。可见,先天之精为后天之精的基础,后天之精乃先天之精的源泉,二者相互依赖,存之与共,即所谓"先天生后天,后天养先天"之理。

精能化气。肾精所化之气称为肾气。肾的精气盛衰直接关系到人的生殖能力和生长发育是否健全,比如某些不孕症、发脱齿松、小儿发育迟缓、筋骨痿弱畸形等都与肾精不足有密切的关系。

肾的精气包含肾阴、肾阳两个方面。肾阴又叫"元阴""真阴",是人体阴液的根本,对各脏腑组织起着濡润滋养的作用。肾阳又叫"元阳""真阳",是人体阳气的根本,对各脏腑组织起着温煦、生化的作用。肾阴、肾阳犹如水火一样寄于肾脏,故有"肾为水火之宅"的说法。二者相互制约,相互依存,以维持人体生理机能的动态平衡。如果这一平衡遭到破坏,则会产生一系列阴阳失调的病理表现,临床上可出现肾阴虚、肾阳虚或阴阳两虚的病证。

(二)主水液代谢

人体水液代谢的正常进行,与肺、脾、肾三脏密切相关,其中肾脏起着主导作用,故《素问·逆调论》说:"肾者水脏,主津液。"水液通过胃的受纳,脾的转输,肺的宣降,肾的气化以及三焦之决渎功能,清者敷布脏腑,浊者排出体外,如此升降出入,循环无端,在这一过程中,肾的气化、温煦作用贯彻于始终。若肾阳健旺,肾气充盛,则升降有常,开阖适度。若肾阳不足,肾气衰微,则通调不利,运化无力,决渎失司,导致水液代谢紊乱,出现水肿、痰饮、小便不利等证候。所以《素问·水热穴论》说:"肾者,胃之关也,关门不利,故聚水而从其类也。上下溢于皮肤,故为肤肿。肤肿者,聚水而生病也"。

(三)主骨生髓,其华在发

肾藏精,精生髓,髓居于骨中,骨赖髓以充养。《素问·阴阳应象大论》说:"肾主骨生髓"。肾精充足,骨髓生化有源,骨骼得到髓的充分滋养则坚固有力,耐劳持久。如果肾精亏乏,骨髓化源不足,百骸失于滋养,幼儿可出现生长缓慢、骨骼脆弱畸形、囟门迟闭,成人可出现腰膝酸软、不耐劳作甚或易于骨折等。

肾"生髓主骨",而"齿为骨之余",所以牙齿也有赖于肾精的充养。肾精充足则牙齿坚固耐用,肾精不足则牙齿松动脱落。

髓有脊髓和骨髓之分。脊髓上通于脑,脑为髓聚而成,故《灵枢·海论》说:"脑为髓之海"。如果肾精充足,脑髓充盈,则思维敏捷,精力充沛,耳聪目明;若肾精不足,髓海空虚,则思维迟钝,神疲倦怠,目暗耳鸣。

"发为血余",发赖血养。精血同源,互为资生。精足则血旺,毛发得以滋养而光泽荣润;精亏则血虚,毛发失养则枯槁变白,甚至脱落不生。可见,发的营养虽来源于血,其生机则根于肾。故《素问》说:"丈夫八岁肾气实,发长齿更。""肾之合骨也,其荣发也"。

(四)主纳气

肾主"纳气",是指肾有摄纳肺气以助肺司呼吸的功能。人体的呼吸虽为肺所主,但吸入之气,必须下纳于肾,故有"肺主呼气,肾主纳气"的说法。当肾气充沛,摄纳正常,才能使肺的气道通畅,呼吸匀和,气体得以正常交换。如果肾中阳气不足,摄纳无权,则吸入之气不能归纳于肾,就会出现动则气喘,呼吸困难等证候。

(五)主命门火

《难经·三十六难》说:"肾两者,非皆肾也,其左者为肾,右者为命门"。首次提出了命门的概念,并认为命门具有"诸神精之所会,原气之所系,男性以藏精,女性以系胞"的重要作用。明代赵献可说:"火乃人生之至宝","人生先生命门火",视命门为人生之根本。尽管历代对命门的部位及功能存在异议,但多数医家所言命门火与肾阳并无二至,其主要功能可归纳为以下几个方面:①命门为元气之根本,生命之动力,气化之根源,"五脏六腑之阳非此不能发"。②三焦必须靠命门火的温煦推动,才能保证水液的正常输布与排泄。③命门火能暖脾助运,"脾胃无此,则不能蒸腐水谷,而五味不出矣"。④命门与人体性机能和生殖功能密切相关。当相火妄动,可出现心悸怔忡,性欲亢进,遗精滑泄,当命门火衰,可出现怯寒肢冷、阳痿早泄、不育等证。

(六)开窍于耳及二阴

耳的听觉功能,依赖于肾的精气充养。肾精充足,听觉才能灵敏。《灵枢·脉度篇》说:"肾气通于耳,肾和则耳能闻五音矣"。肾精不足,可出现听力减退、耳鸣耳聋之症,老年人常见听觉失聪、头眩耳鸣即多与肾精亏损有关。

二阴,指前阴外生殖器和后阴肛门。前阴有排尿和生殖的功能,后阴专司排泄糟粕。尿液的排泄虽在膀胱,但有赖于肾的气化,而人的生殖又为肾所主。因此,肾精足,肾气充,则膀胱气化得司,精关封藏有度,庶能发挥正常的排尿和生殖功能。如果肾阳不足,气化无权,膀胱开合不利,则现水肿、癃闭,或命门火衰而致精气虚冷、阳痿早泄。粪便的排泄虽为大肠所司,但亦受肾阴肾阳的影响。若肾阴亏虚则大便秘结;肾阳不足,脾失温煦,可出现大便不畅或久泄滑脱等证。

三、关于肾实质的研究

肾既为"先天之本""生命之根",其实质究竟是什么?为什么对不同的疾病,只要有肾虚见证,就可通过补肾、调整肾的阴阳而获疗效?不难推论,祖国医学的"肾"必定有其物质基础和共性。从 20 世纪 50 年代开始,许多单位从临床、实验、动物造型、方药研究等方面入手对肾的本质进行了探索,取得了可喜的成果。兹将有代表性的观点简述于下。

毋庸置疑,祖国医学的肾,并非单纯的解剖概念,而是一个特定的功能单位。一般认为,肾的实质是以下丘脑—垂体—肾上腺皮质、性腺、甲状腺(靶腺系统)为主,包括了泌尿、生殖、内分泌、神经、造血等多系统的功能。

有关肾阳虚的实验研究结果比较一致。其病理学基础主要是下丘脑—垂体—靶腺系统功能低下,以及副交感神经功能偏亢,大脑皮层功能减弱等,主导环节可能在垂体。也有人认为阳虚(包括肾阳虚)的本质可能是交感中枢机能系统活动异常低下的一种病理反应状态。

肾阴虚的实验研究出入较大。多数认为,肾阴虚的病理学基础主要是下丘脑—垂体机能亢进,周围内分泌腺功能低下或亢进,以及交感神经功能偏亢,大脑皮层兴奋性相对增高。也有人认为阴虚(包括肾阴虚)的本质可能是副交感中枢机能系统活动异常降低的一种病理反应状态。

分子水平的研究表明,阴虚病人血浆环—磷酸腺苷(cAMP)增高而环—磷酸鸟苷(cGMP)减少,cAMP/cGMP比值升高。阳虚病人环—磷酸腺苷降低,环—磷酸鸟苷增高,cAMP/cGMP比值降低。这可能是阴虚和阳虚的病理共性之一,也可能是异病同治的物质基础。

四、男性生殖系统现代医学的解剖生理

男性生殖系统主要包括以下部分:

(一)尿道

男性尿道是排尿和排精的通道,起自膀胱颈部,终至外尿道口,长 17~20cm,呈乙字形曲折,可分为前列腺部、膜部、球部和海绵体部四个部分。尿道旁附有尿道腺,分布于前尿道海绵体内的称为尿道旁腺,在阴茎勃起时可分泌黏液,以润滑尿道黏膜表面;在有慢性感染时则分泌黏丝。位于膜部尿道的一对尿道球腺能分泌略带灰白色的黏液,是精液的组成部分。

(二)阴茎

由两个阴茎海绵体和一个尿道海绵体构成。分为头部(龟头)、体部(海绵体)和根部(阴茎脚)三部分。尿道

海绵体围绕于尿道之外,前端膨大似帽状,形成阴茎头,其中线下方为尿道开口。阴茎既是排尿的通路,又是性交的器官。阴茎的勃起是由于海绵体小动脉的扩张和静脉受压迫,引起海绵体充血而实现的。

（三）阴囊

阴囊是由皮肤、纤维和肌肉组织构成的囊性器官,分左、右两腔,内有一层光滑的薄膜包裹着睾丸和附睾。阴囊皮膜薄而多皱。阴囊的肌肉可随温度变化而收缩舒张,有利于温度的调节,为睾丸创造了适宜而安全的环境。

（四）睾丸

睾丸居于阴囊之中,左右各一,呈卵圆形,一般左侧稍大,重 10.5~14g。睾丸的曲细精管产生精子,间质细胞分泌雄性激素睾酮。睾酮的主要功能有:①促进生殖器官和副性腺的正常发育,并维持其正常的生理机能;②促进第二性征发育;③影响新陈代谢,促进组织合成。

（五）附睾

附睾是睾丸的延续部分,由睾丸的输出小管蟠绕而成,附着于睾丸的外后侧面,分头、体、尾三部分。通常精子在附睾中停留 5~25 天,是精子发育、成熟和储存的器官。附睾分泌液的压力、附睾管的收缩以及精子本身的活动力促使精子到达精囊中。

（六）输精管、射精管

输精管自附睾尾部连续而成,是一个壁厚腔小的肌肉管,长约 30cm,与精囊的排泄管汇合形成射精管,开口于精阜。输精管和射精管都是输送精子的通道。

（七）精囊

精囊是两个分叶样棱锥形的囊体。它不仅是储存精子的器官,而且能产生含有蛋白质的碱性胶状液。是精液的主要成分,内含果糖和凝固酶等物质,能供给精子的能量,增强精子的活动力。

（八）精索

精索由动脉、静脉、淋巴管、神经以及提睾肌等所构成的索状组织,与睾丸的血液供应、神经支配和组织代谢密切相关。

（九）前列腺

前列腺是一个半腺体、半纤维肌肉性组织,形如栗子。能分泌前列腺液,是精液的组成部分,其中含有酸性磷酸酶和纤维蛋白溶酶,可使凝固的精液液化,有助于精子的运动。

（十）精液

精液由精液浆和精子两部分组成。精液浆是附睾、精囊、前列腺和尿道球腺的联合分泌液。它不但是输送精子所必需的介质,而且能激发精子的活动力,并且含有维持精子生命的必需物质如果糖、葡萄糖、山梨醇、肌醇、核酸以及无机盐、钙、镁、钾、锌等。正常成年男性一次排精量约 2~5ml,每毫升含精子 6000 万至 2 亿个。成熟的精子状似蝌蚪,长约 $60\mu m$,分头、颈、中段和尾四部分。精子是男性的生殖遗传细胞。无论是精子的异常或是精液浆的异常都可能影响生育。

第二章　武当道医论气在人体内的"升降出入"

人体气化活动功能的"升降出入"，是指体内之气活动的方向，具体体现于脏腑的活动、气血的输布、经络的流注以及脏腑之间的协调关系等方面。若因某些致病因素使脏腑的升降出入活动发生异常变化，就会形成疾病。故用武当道医的升降出入理论来指导人体养生，具有重要意义。现分述如下：

一、肺司呼吸

肺在人体主要功能之一，是管理人体的气机交换。它吸入自然界的新鲜空气，呼出体内的混浊废气，由于它的吸入与呼出，才保证了人体内的气体交换，维持了人体正常运化功能，它的这种吸入与呼出，即称为呼吸。

肺气有宣有降，呼吸之气就出入自如，吸入自然界的清气，呼出体内的浊气，这是人体在呼吸活动方面的升降出入运动。

若邪伤肺气，或邪阻气道，宣降失司，势必影响肺的升降出入运动，在临床上则可出现胸闷气短和咳、喘等肺系病变。

二、脾气主升，胃气主降

胃主受纳和腐熟水谷，脾主运化吸收水谷精微。胃气降,水谷才得以下行;脾气升,水谷精微才能上输于心肺而敷布全身,以满足脏腑及各组织器官功能活动的需要。脾胃为后天之本,居于中焦,是升降运动的枢纽,为气血生化之源。升清降浊,这是人体在消化吸收方面的升降出入运动。同时,脾气主升,还能保持脏腑的正常位置。

若脾气不升清,浊阴上扰,在临床上则可出现头目昏花,清气下陷则泄泻。脾气下陷,升举无力则气短,小腹坠胀、虚坐,亦可出现脱肛、子宫脱垂、肾下垂等、舌淡苔白、脉细弱等气虚下陷之证。

若食滞胃脘,腐熟无能,浊气上逆,则见嗳气吞酸,恶食反胃等临床症状。

三、肾司气化

肾为水火之宅,水为阴,火为阳,肾阳能使水液蒸发为气而腾于上,浊而不能化气者,则下注于膀胱,经膀胱而排出体外。这是水液代谢方面的升降出入运动。

若肾阳虚不能化气行水,水湿溢于肌肤,停于肠胃,则见周身浮肿,腹胀满,尿少等症;若水凌心肺,致心阳受阻,肺失肃降,则见心悸,呼吸气促,咳喘痰鸣,苔白质淡,舌体胖,脉沉细等阳虚水泛之象。

若肾气不固,膀胱失约,不能贮藏津液,则见小便频数、遗尿或小便失禁或夜尿多,舌淡苔白,脉沉弱等症。

四、肺主呼气,肾主纳气

一呼一纳、互相配合,才能使体内的浊气充分地排出,使外界的清气经肺吸入,自肾摄纳而为一身之用。因此,《景岳全书》有"肺为气之主,肾为气之本"之说。

若因久病或过度房劳,损伤肾气,气不归元,肾失摄纳,在临床上则见呼多吸少,气短喘促,动则喘甚,腰膝酸痛,声低气怯,咳逆汗出,四肢不温,面部浮肿,舌淡脉虚浮等。

五、心肾相交,水火既济

心与肾的关系,是阴阳升降的平衡关系,在生理状态下,心阳下降与肾阳共同温暖肾阴,使肾水不寒;肾阴上济与心阴共同濡润心阳,使心阳不亢。这种彼此相用、相互制约的关系,习惯上称为"心肾相交""水火既济",从而保持上下阴阳的相对平衡协调,以维持心肾正常生理功能。

如果心与肾的阴阳协调关系受到破坏,就会产生病症。如肾阴不足,不能上济于心,往往导致心阳偏亢,而表现为腰酸遗精,兼有心烦心悸,难寐或不寐多梦等心肾不交的证候;若心阳虚,不能温暖肾阴,使肾水寒而不化,则表现为心悸、气短、胸闷、水肿、形寒肢冷等水气凌心之证。

六、肝气主升,肺气主降

肝居下焦其气升发;肺居上焦,其气肃降。二者互相制约,相互为用,以保持肺肝升降运动的平衡协调。此外,肝的经脉上行贯膈而注于肺,与肺脉相连。

在病理情况下,肺肝之间也可以互相影响,如肝气郁结,气郁化火往往可以循经上行灼肺,而出现胁痛,急躁易怒,兼有咳逆气急咯血等肝火灼肺的证候。若久咳肺阴不足,肃降失司,亦可导致肝气不调,而出现干咳,潮热颧赤,兼有胁痛易怒等症状。

七、肝藏血

肝有贮藏和调节全身血量的作用,故有"血海"之称。当人处于安静休息或睡眠状态时,人体的血液需要量就相对减少,而大量的血液就归藏于肝脏;当劳动时,血液需要量相对地增加,以供应机体功能活动的需要。说明人体血液需要量的增减与肝藏血的功能有密切的关系。

临床上由于暴怒引起的大量吐血,肝病出血,月经量过多等,多被认为肝不藏血。治疗须结合平肝、调肝、养肝等才能显效。

又如肝炎患者在多方治疗的同时,往往还需要给病人以足够的时间让他很好地休息,以起到"人卧则血归于肝",而达到保肝治疗的目的。

八、肝主疏泄

肝气能舒展和调节全身的气机,使各脏腑之间的升降出入运动处于协调而不紊乱的生理状态。

若肝失疏泄,既可导致情志方面的波动,又可影响脾胃的升降和胆汁的正常分泌,还可以影响气血的正常运行,导致气滞血瘀之证。肝失疏泄,气机不利,亦可影响到水液代谢方面的升降出入运动,导致小便不利,水液停积于体内形成腹水。《金匮·水气篇》说:"肝水者,其腹大,不能自转侧,胁下腹痛……"

九、营行脉中,卫行脉外

营气是中焦化生的水谷精微中的精专部分,它行于脉中;卫气是中焦化生的水谷精微中刚悍的部分,它行于脉外,营属阴卫属阳。阴在内,阳之守也,阳在外,阴之使也,阴阳相贯,如环之无端,永无终止。营卫二气和谐相处,相互为用,升降出入,营运周身,以证保人体气化功能活动的正常进行。

十、卫气者,昼日常行于阳,夜行于阴

白昼人醒,卫气常行于体表而属阳,使机体处于积极的活动状态;黑夜人寐,卫气行于五脏归于阴,使机体处于相对安静状态。卫气的作用,在内能温养脏腑,在外能温润肌肤,滋养腠理,启闭汗孔,保卫体表,抗御外邪。

若肺卫的调节功能低下,气失宣发,在临床上可引起恶风、自汗和易患感冒等病证。

十一、宗气上出喉咙,下贯心脉

《灵枢·邪客篇》:"宗气积于胸中,出于喉咙,以贯心脉,而行呼吸焉"。

宗气是水谷之精气,与肺吸入的自然界清气结合而积于胸中,它上出喉咙以司呼吸,下贯心脉,以敷布周身维持脏腑组织器官气化功能活动的正常进行。

若宗气不足,既可影响肺的呼吸功能,而出现息微少气,声音低弱,亦可以影响血液的正常运行,而出现心悸气短,胸闷憋气,心前区疼痛,唇、舌瘀斑,脉结代等心血瘀阻之证。

十二、十二经脉的流注

十二经脉的流注仍以升降出入的基本形式表现出来,流注次序起于中焦,从肺开始而终于肝经,再复由肝经上注于肺,如此循环往复。这个流注次序就是气血运行在十

二经脉中的次序,如此循环,升降出入,周流不息,以营养全身各处。

若流注异常,气机紊乱,就会产生脏腑、经络的各种病变。

十三、原气为生化动力的源泉

原气,亦称元气,包括元阴、元阳之气。禀受于先天,有赖于后天营养而滋生,它发源于肾(包括命门),藏于丹田,借三焦之道,通达全身,激发和推动五脏六腑,十二经脉的功能活动,维持人体正常生长、发育和生理功能,是人体气化功能活动的原动力之一。

总之,升降出入运动是人体气化功能活动的基本形式,也是机体新陈代谢维持生命活动的必然过程。每一脏腑在这一过程中,都发挥它的一定作用,如果没有各脏腑之间的互相配合是不能完成的。脏腑之间既相互依赖,又相互制约,形成脏腑生理活动(气化功能)的对立统一的关系。

若由于脏腑虚衰或致病因素(邪气)的刺激,都会影响人体气化功能,使升降出入紊乱而产生各种临床病证。故《素问·举痛论》说:"百病之生于气也。"说明疾病的形成,固然是由于外在和内在的因素所引起,但必须是人体气化功能活动的异常,升降出入功能障碍,为此武当道教医药丹功的"吐、纳"即是炼气的"出、入",督、任二脉的小周天功,即是炼气的;在处方用药、针灸、按摩中,无不把"升降"理论贯窜在临床实践之中。

第三章　武当道教医药论 五脏功能及主要病症

武当道教医药认为，人体五脏六腑各有所主，患病时各有所症，根据临床脉症，找准病之根源，针对症状，制定治法，选药组方，方能达到理、法、方、药合度，才能达到治病及养生之目的。道教医药的五脏功能及病状分述如下：

一、心

心为赤帝神，属南方火。上智之人，心孔道明；中智之人，五孔，心穴通气；下智之人，心无孔，气明不通，无智狡诈。心为肝子，为脾母。舌为之宫阙，窍通耳，左耳为丙，右耳为丁。液为汗，肾邪入心则汗溢，其味苦，与小肠相合。心的功能是：①主神志：神志包括精神状态、意识、思维活动等。这些机能活动都由心来主管。②主血脉：其华在面，主血脉即是血液在血管内运行，是靠心气的推动，故有"气行则血行"之说。其华在面，心血充足时，则面色红润光泽；心血不足时，则面色苍白无华。③主汗：汗为心之液，心阳虚则白汗，心阴虚则盗汗。④开窍于舌：舌为心的宫阙，"舌为心之苗。"心血不足，则舌质色淡，心血瘀阻，则舌质紫暗，心火上炎，则舌红赤或舌体糜烂。⑤心与肾：心居上焦，肾居下焦，在正常情况下，肾水向上以抑心火、心火向下以暖肾水，相互协调，相互制约，保持动态平衡，如果平衡失调，心肾不交，则见失眠、多梦、遗精等症状。

二、肝

肝为青帝，神形青龙，属东方木。①肝藏血：肝能贮藏血液，对全身血液分布起到调节作用。当人休息睡眠时，部分血液回流到肝脏贮藏起来，活动时血液又从肝脏调动出来，运送到全身。暴怒则能伤肝，影响肝脏藏血，可致吐血及其他出血病症。②肝主疏泄：疏指、疏通，泄即宣泄。其表现三个方面：其一，肝具有条达气机的作用：疏泄正常时，气机调畅，经络通利；若失常，则使肝气郁结，胁肋胀痛，若疏泄时升发太过，而致肝阳上亢，目赤、头胀、易怒。其二，肝有帮助脾胃运化的功能：使胆汁泄注胃肠，而促进脾胃消化，若疏泄失调，肝木乘土，则脾胃运化不健，造成消化不良。其三，肝有调节情志作用：肝的疏泄正常，则心情爽朗、精神愉快、思维敏捷；若失常，则性情急躁，优柔寡断，甚则抑郁、癫狂等病。此外，女子的月经与孕育也与肝脏疏泄功能有关。故有"女子以肝脏为先天"之说。③肝主藏魂、主谋虑：张景岳《类经》注云："魂之为言，如梦寐恍惚，变幻游行之境皆是也。"可见，"魂"是精神活动的一部分。"魂"是以血为其物质基础，若肝血不足，营血亏损，则魂不守舍，从而发生惊骇多梦、寤寐不安等。谋虑为肝所主。④肝开窍于目：《灵枢·脉变》云："肝气通于目，肝和则目能辨五色矣。"泪从目出，故泪也与肝有关，若肝血不足，则泪少而两目干涩，视物不清或夜盲，肝经风火上扰，则目赤痒痛，羞明流泪，肝阳上亢，则头晕目眩，肝风内动，则目睛上视。肝与胆相合，为表里关系。

三、肾

肾为黑帝,神名玄冥,属北方水。①肾藏精、主水:肾藏精是指有贮藏先天之精与后天之精,先天之精禀受于父母,是构成胚胎发育的基本物质;后天之精,来源于水谷精微。肾的精气有肾阴、肾阳之分。肾阴又称真阴、元阴;肾阳又称元阳、真阳,亦称为"命门之火"。两者相互为用是维持脏腑功能活动的物质基础和总动力。若肾精衰减,常表现为阴虚或阳虚之证。肾为水脏,主津液,是调节水液代谢的主要脏器,其调节功能,依赖肾阴肾阳的相互作用,以维持肾关的正常开合,使水液能排泄入膀胱排出体外。如阴阳偏胜、关门不利、开合失常,则发生小便异常、尿量或多或少、水肿、遗尿等症。②肾主骨、生髓、养脑:肾的精气充养骨骼、生髓,上通于脑,故称脑为髓海。肾的精气充盈,则骨骼轻劲有力、思考敏捷。若肾精不足,则骨髓空虚,在小儿则囟门迟闭,骨软行迟,在老人则骨质脆弱,易于骨折。若髓海失养,则记忆减退,智力减弱。③主纳气,开窍于耳:《类证治裁·喘症》曰:"肺为气主,肾为气根。肺主出气,肾主纳气,阴阳相交,呼吸乃和"。肺吸入的清气,必须下纳于肾,使呼吸均匀,以保证体内外气体的正常交换。若肾的纳气功能减退,摄纳无权,即见动则气喘、呼多吸少。《灵枢·脉度》云:"肾气通于耳,肾和则耳能听五音矣。"反之,若肾的精气衰弱,髓海失养,则听力减退或见耳鸣、耳聋。肾与膀胱相合,为表里关系。

四、肺

肺为白帝,神形如白虎,属西方金。①肺主气、通调水道:肺的主气功能含义有二。一是主呼吸之气,指肺脏吸入自然界的清气,呼出体内的浊气,通过肺的宣发和肃降功能,以进行气体内外的交换。二是主一身之气,指吸入的清气与饮食所产生的谷气相结合,成为宗气。通过百脉灌溉周身,以供养全身脏腑及肢体功能活动的需要。由于肺脏不断地呼出浊气吸入清气,促进了气的生成,调节了气的升降出入运动,从而保证了体内新陈代谢的正常进行。若肺脏有病,就会出现咳嗽、哮喘、短气、语音低怯、失音以及咽喉不利等症。通调水道的"通"即疏通,"调"即调节,水道,指水液运行和排泄的道路。肺的宣发和肃降的功能,对体内水液输布、运行和排泄起着疏通和调节作用。肺能通调水道、下输膀胱。如肺通调水道的功能发生异常,导致小便不利,水肿等。②主治节:治节,即是肺有治理和调节全身的气机,使其正常进行呼吸的升降出入,并辅助心脏推动与调节血液的运行,若肺病则肺气不利,治节失常,气病及血、血脉不利,可见咯血、咳血等。③开窍于鼻,外合皮毛:鼻与喉相通,内通于肺,两者都是呼吸门户,故有"鼻为肺之窍,喉为肺之门户"之说。肺气不能宣发,则鼻窍不利,鼻塞流涕,喉痒喷嚏,语声重浊等。皮毛是指皮肤、汗孔、全身毛发等组织,为一身之表。肺的功能正常,则皮肤致密、毛发光泽、腠理开合有常。"虽有大风苛毒,弗之能害。"反之,若肺气虚,而卫气弱,卫表不固,腠理空疏,就可出现自汗、易于感冒或皮肤憔悴、干槁等。肺与大肠相合,为表里关系。

五、脾

脾为黄帝,神肖凤形,属中央土。①脾主运化:所谓"运化"是指脾有转输和消化吸收功能,可分为运化水谷和运化水湿两个方面。饮食进入胃,必须依赖脾的运化,将水谷精微转化为气血、津液,以供全身需要。若脾失健运,则消化功能失调,出现食欲不振、腹胀便溏、形体消瘦、倦怠无力等症。运化水湿:又称运化水液,指脾能将水谷中多余的水分转输到肾,通过肺肾的气化功能,化为汗与尿而排泄于体外,脾运化失司,就会水液内停,成为湿、痰、饮等病理性产物。②脾主升清:升指上升,是脾气运动特点。"清"是指水谷精微和营养物质。所谓"升清"即是脾能将水谷和营养物质吸收后上输到心肺濡养脏腑经络、四肢百骸。若脾虚不能升清,水谷精微和营养物质失于输布,则气血乏源,产生头昏、乏力、腹胀、便秘甚至内脏下垂,如脱肛、子宫下垂、胃下垂等。③脾统血:脾有统摄血液的功能,脾气虚不能统血,可出现出血病症。④脾主四肢、肌肉:脾为气血生化之源,人体的四肢及肌肉都要依靠气血濡养,脾虚后生化之源不足,四肢则易倦怠,肌肉则消瘦。⑤脾开窍于口,其华在唇:口是指口腔,脾气和,则口味正常、食欲旺盛。脾气虚,则口中乏味,不思饮食。气血足则口唇红润,气血虚则口唇淡白无华。脾与胃相合,为表里关系。

自编五脏主要功能歌

心主血脉神志汗,开窍于舌其华面。

心与小肠相表里,五脏它是君主官。

肺主气而司呼吸,宣发肃降开窍鼻。
通调水道主皮毛,它与大肠相表里。

脾主统血与运化,肌肉四肢唇是华。
开窍于口表里胃,后天之本它当家。

肝主疏泄喜条达,藏血主筋爪是华。
肝与胆府相表里,开窍于目魂的家。

肾主骨藏精生髓,主水生殖与纳气。
其华在发开窍耳,肾与膀胱相表里。

自编五脏病辨证歌

心阴虚者先不乐,心悸失眠夜梦多。
五心烦热并健忘,舌红少津脉细数。
通用养血安神法,天王补心效果卓。

心阳虚者气短喘,心胸憋闷肢冷寒。
面色苍白伴自汗,舌质紫暗或是淡。
脉象结代或细软,桂枝甘草汤加减。

心血瘀阻心悸痛,痛引两胁沿经循。
寒重肢凉甲青紫,舌暗有斑不鲜明。
心脉结代有瘀阻,通阳化瘀勿迟停。

心火上炎舌糜烂,口渴烦躁伴失眠。

吐红谵语黄尿屙，舌尖红痛心脉数。
清心泻火三黄用，黄连黄芩大黄熬。

痰火扰心神失常，心烦易惊和燥狂。
语无伦次打骂人，舌苔厚腻而且黄。
脉象滑数而且壮，礞石滚痰是良方。

痰迷心窍意不清，自言自语呆痴静。
突然昏倒有痰响，苔腻脉滑详细诊。
通用涤痰开窍法，黄连温胆加减灵。

肝气郁结胁胀满，咽部常有异物感。
纳呆嗳气经不对，乳房胀痛在经前。
痛经亦有癥瘕见，舌苔白滑脉象弦。
通用疏肝解郁法，柴胡疏肝逍遥散。

肝火上炎口苦干，巅顶胀痛伴晕眩。
面红目赤易发怒，耳鸣耳聋吐红涎。
舌红苔黄脉弦数，清肝泻火芦荟丸。

肝风内动筋体抽，眩晕震颤日上斗。
突然昏倒伴项强，半身不遂背反抽。
详诊虚热与阳亢，不外补血平肝阳。

肝阳上亢头目胀，目干失眠伴健忘。

性情急燥勿发怒,舌红少津脉弦长。
通用滋肝潜阳法,需用加减训龙汤。

寒滞肝脉少腹胀,睾丸堕痛并收藏。
遇寒痛重得热减,舌苔白滑脉沉弦。
通用暖肝散寒法,暖肝煎用需加减。

脾气虚弱食后胀,肌肉消瘦大便溏。
四肢倦怠懒多言,舌淡苔白脉濡缓。
通用益气健脾法,药用参苓白术散。

脾气不陷小腹胀,虚坐努挣与脱肛。
子宫内脏有下垂,舌淡脉弱中虚象。
通用升举益气法,药用补中益气汤。

脾不统血月经多,便血崩漏血尿屙。
肌肉渗血紫斑见,舌质淡白脉细软。
补气益血通常用,归脾加减效灵验。

脾阳虚者肢体凉,腹中冷痛喜热汤。
大便完谷脉沉迟,舌淡苔白内寒藏。
温中健脾术姜用,古有附子理中汤。

寒湿困脾大便溏,小便不利口不爽。
头身困重苔白腻,脉象濡迟缓不刚。

古有祛湿健脾法，药用加减胃苓汤。
脾胃湿热显黄疸，黄如橘色颜色鲜。
发热尿赤口多苦，舌苔黄腻脉数濡。
此病清热利湿用，菌陈蒿汤有奇功。

肺气虚弱无力喘，气短音低懒多言。
面色苍白伴自汗，脉象虚弱舌质淡。
通用补肺益气法，补肺汤用可加减。

肺阴虚者咳无痰，痰或稠少咽喉干。
骨蒸盗汗痰带血，烦热颧红舌赤干。
脉象细数体消瘦，百合固金病能痊。

风寒束肺是外感，畏寒发热又无汗。
头身俱痛伴气喘，咳嗽流涕吐稀痰。
舌苔薄白脉浮紧，辛温解表祛风寒。

风热犯肺不一般，咳嗽气喘吐黄痰。
烦渴引饮咽干痛，有时咳吐脓血痰。
舌尖红赤脉浮数，辛凉解表桑菊煎。

痰浊阻肺咳气喘，喉中痰鸣痰稠黏。
胸中憋闷不得卧，舌苔厚腻滑脉见。
通用燥湿化痰法，二陈苏子降气煎。

燥热伤肺鼻咽干，干咳痰少吐出难。
发热头痛全身酸，舌尖红赤而且干。
诊得肺脉浮细数，清肺润燥桑杏煎。

肾阳虚者形肢寒，精神不振伴自汗。
阳痿不孕头昏闷，舌淡苔白脉沉弱。
通用温阳补肾法，肾气丸和右归丸。

肾不纳气主虚喘，呼多吸少可明辨。
动则气喘多自汗，脉见虚浮舌质淡。
古人留下蛤蚧散，温肾纳气效灵验。

肾阴虚者两颧红，头晕健忘耳鸣聋。
五心烦热口咽干，足跟常痛夜多梦。
男子遗精齿动摇，女子崩漏头发脱。
丹溪留下六味丸，滋补肾阴效灵验。

肾气不固尿清长，甚则遗精夜尿忙。
妇人带下多清冷，小便失禁屙裤裆。
舌淡苔白脉细弱，桑螵蛸散是良方。

肾虚水泛腹胀满，周身浮肿小便难。
下肢肿甚伴心悸，呼吸急促似有痰。
舌体胖大舌质淡，脉象沉细要分辨。
通用温阳利水法，真武汤用需加减。

第四章 武当道教医药二毒致病学说

武当道教医药认为，人体的病因主要是"二毒"，即是经络之毒和脏腑之毒。经络之毒是经络中宿血所致，脏腑之毒是脏腑中宿便所致，这两种毒即是致病因素，也是病理性产物。 经络之毒是在元气虚弱或经络气机瘀滞，导致的经气运行不畅，也可能是各种自然界的毒邪，触及经络皮部，使毒内传，毒留经络，毒物的毒性超过人体防御机能，即可导致疾病发生，亦可因为外伤，经络受损，血瘀经络，瘀久化热，热甚成毒，毒在内腐经烂络，使经络破断，造成经络内经血外溢，循环受阻，而导致半身不遂，左瘫右患，或者危及生命。

脏腑之毒，则是人们所食之物，精华被人体吸收利用，糟粕则要排出体外。倘若排泄功能失调，患者所食之物含毒量太重，超出了人体脏腑的排毒功能，这些毒素不能及时排出体外，被人体吸收即可损脏坏腑，造成疾病，现代有人称此情况为大肠中毒学说。亦可能影响人体内气、血、精、津的升、降、出、入，使人体的阴阳离决，生命终结。

当然这些毒素在人体内，亦可通过经络，将毒素运送到体表，在外形成皮肤及疮疡性疾病。或者是经络之毒，通过与脏腑相通的关系，将毒素传入到内脏，造成脏腑之病。这两种毒素均可借助经络内通五脏六腑,外达四肢百骸与窍官的功能,将其运送到人体各个部位,在人体正气最虚弱处发生疾病。道医们说:"人体致虚之处,便是存病之所"。

毒与风、火的关系,《内经》说:"清静则肉腠闭拒,虽有大风苛毒,弗之能害。"风邪善行数变,无孔不入,毒若与风相伍,一则容易伤及人体,二则毒随风行,容易使毒在人体内扩散,三则毒得风力相助,毒势更猛,变化无常,故临床上将破伤风、历节风、中风等病均列为险、难性病症。在治疗上,对此类疾病的治疗常将除风与排毒、解毒等药物同时使用。

《内经》的病机十九条,其中火热为病便占了九条,武当山上的道医们从自然界观察到,火与热与毒有密切的关系,如:动物的尸体和植物的垃圾,在炎热的环境下,容易腐败变质,产生毒素。并且认为多种传染性疾病也是因为环境卫生不良,污秽杂物堆积不善,通风不畅,遇热蒸腐,化为厉气,人们从口鼻吸收此气,便可患病,病人相互传染,造成疾病流行。

当然毒与气、血、痰、郁、寒、暑等病邪有十分重要的联系,只是不管什么病邪,瘀久均会生热,产生毒邪。另外,武当山道教医药受其诸多因素的影响,偏重于"风"与"毒","火"与"毒"的关系,提出:"不怕野风一大片,就怕阴风一条线,不怕阴精旺,只怕火伤阳。"

武当道教医药用"二毒"致病学说,囊括了传统的:外因(风、寒、暑、湿、燥、火)、内因(喜、怒、忧、思、悲、恐、惊)及各种伤害的不内外因的"三因致病学说"。它删繁就简地揭示了疾病真谛,不管上述什么原因,没有毒就不能形成疾病,提出"万病皆由毒邪生"的观点,这与现代医学的细菌及病毒的致病学说比较接近。所以道教医药提出"要想没有病,内脏扫干净。"

对毒的防治,武当山历代道医们根据《内经》中"清静则肉腠拒闭,虽有大风苛毒,弗之能害"及"正气存内,邪不可干"的理论,在防御毒邪侵袭方面,特别注意精神及人体内在的调养,要求道医们"清心寡欲"保持内心清静,采药炼丹,以充实体内正气,生活上以清淡为主,减少毒素的摄入,所以武当山的修道有素之士,长寿者甚多。

武当道教医药根据"二毒"致病学说,在治疗方法上创建了很多有效的治疗方法,如:鼻闻吸药的解毒法、药物熏蒸的泻毒法、经络放血的排毒法、外表敷药物的拔毒法、坐药通便的祛毒法、经络点穴的截毒法、药浴及药香的消毒法、口服药物的攻毒法,都是一些安全、有效的治疗方法。

第五章　道教房中术浅探

一、道教房中术的形成与发展

　　道教房中术是中华古代性科学之结晶,是数千年来道门修士在追求长生不老的同时,不断地探索、收集、研究、整理出来的性学保健术。《中国道教大词典·房中派》条曰:"修炼此方术的流派称为房中派,是道教早期修炼方术流派之一,代表人物有容成、彭祖。"《汉书·艺文志》所载房中术有八,共 186 卷著作,并评论说:"房中者,性情之极,至道之际,是以圣人制外乐以禁内情,而为之艺文。传曰:先王之作乐,所以节百事也。乐而有节,则和平寿老,及迷者弗顾,以生疾而陨性命"。晋代道士、大医药学家葛洪在《抱朴子内篇·释滞》中曰:"房中之法十大余家,或以补救伤损,或以攻治众病,或以采阴益阳,或以增年延寿。其主要在乎还精补脑之一事耳。"从以上文献可以看出,道教房中术本来讲的就是男女同房卫生、禁忌、祛病、养生及增年延寿之术。其实,道教房中术囊括了古人在性生理、性病理、性医学、性道德、性养生、性修炼、性技艺等诸方面的研究成果,在世界性科学领域占有重要地位。道教房中术诸多知识,为中华民族的繁衍、社会安定、家庭和谐、人们的身体健康以及夫妻性生活快乐都做出过巨大贡献。

据有关史料记载,我国性学最早起源于商周,到秦汉时期发展到鼎盛状态。在远古社会,人们对很多自然现象无法认清,对自身许多现象,特别是自身性欲与性行为所产生的机理一无所知,继而把性看成是一种非常神秘的东西。特别是对男女性交时的高潮期所出现的一些无限快乐与心理变化无法理解,继而认为这是神灵所赋予的某种魔力,是神灵赐给人类的最大快乐,通过性交这唯一渠道,人就可以和神灵相沟通。这种与神灵沟通的使者在原始社会是由巫师来担任的,后来则由道士所替代。故在道教人群中出现了专门研究男女房中之事的人群,道教称之为房中派。其中最著名者要数彭祖。《中华道教大词典·彭祖》条中曰:"擅长房中之术,历夏至殷末,八百余岁"。被世人公认为长寿者的代表。也可能是彭祖修炼房中术而获得高寿,所以后来追随者甚多,到秦汉时期发展到鼎盛状态。但是,道士们通过不断地探索实践,知识不断地丰富,修炼房中术的道士们认识到,房中术是把双刃剑,既可养生复命,又可伤身损命。故葛洪在《抱朴子内篇·释滞》中说:"人复不可都绝阴阳,阴阳不交则从坐致壅瘀之病,故幽闭怨旷,多病而不寿。任情肆意,又损年命,唯有得节宣之和,可以不损。若不得口诀之术,万无一人为之而不以此自伤煞者也。"所以,房中派以健康长寿而又能享受性快乐为前提,对男女性生活提出了一些独到的见解。诸如:"欲不可绝,欲不可早,欲不可纵,欲不可强"的"四"不理论,还探索出了"玉闭坚精、射精自控、还精补益"的性交技艺,并逐步被纳入道教修炼方术之中,成为道教享誉成名的房中派。

二、道教房中术探究

道教房中术认为,在男女交合过程中,有七种行为方式对人体健康有害,有八种行为方式对人体健康有利。湖南长沙马王堆汉墓出土的竹简《天下至道谈》中强调:"气有八益,又有七损。不能用八益,去七损,则行年四十阴气自半也,五十而起居衰,六十而耳目不聪明,七十下枯上脱阴气不用,泣流出。今之复壮有道,七损以振其病,用八益以贰其气,是故老者复壮,壮者不衰。"道教房中派的历代道士们研究发现,所谓"八益"者:"一是会调治精气;二是会吞下津液;三是知道最佳交合时机;四是能在交合中固养自己的精气;五会调阴液;六会聚积精气;七是保持满盈;八是能保持阳物刚强不衰。"所谓"七损"是指:"①性交时阴茎疼痛,叫内闭;②性交时满身大汗,叫走泄精气;③房事没有节制,叫耗散精液;④到了想性交时阳物不举而不能性交者,叫阳痿;⑤性交时喘息并心烦意乱,叫烦;⑥女方无性交要求时而男方勉强她,对女方身体有害,叫绝;⑦性交时过于急速图快,叫消耗精力。"道教房中术就是向人们推广一套善于用"八益"而避绝"七损"的性交方法,使人们都会达到耳聪目明、身体灵活轻便、益寿延年之目的。

"七损八益"学说论及男女性生理、性病理、性心理、性道德、性养生、性修炼、性技艺等多方面的知识,成为古人一套性生殖学、性养生学、性保健学、性技艺学理论与实践相结合的性学名篇。

自然界各物种之所以能保留至今，必须具备两个条件，那就是个体生存与种族的繁衍。人类能延续至今，亦离不开这两个条件——健康的个体生存与种族的不断繁衍。道教房中术正是顺应了这两个条件，所以才在"褒""贬"不一中，或盛或衰，香火不断，相传数千年。现在看来，专门研究房中术的道教房中派，把男女性行为作为一种养生手段来研究，发现精子、精浆及卵巢，其分泌的甾体激素都具有抗原性，并能诱发特异性抗体的产生，开创了免疫学的新纪元。也就是说，精子、精浆及卵子细胞都具有免疫功能，它们与其他细胞构建成了人体内的免疫系统。这个免疫系统可以抗御和抑制外来侵犯人体的病源微生物，又能处理自身内在生长，活动中所产生的有害自由基。人体有了这个免疫系统，人类的生存就有了必要的保障。但是，这种免疫系统需要精子和卵子作为维持它正常活动的物质基础。人所共知，精子和卵子都是由成熟后的男女性器官所产生。为了提高精子和卵子的产量，增强人体的免疫力，道教房中术总结出许多性修炼法，能提高精子、卵子的产量。又研究出"交而不泄、玉精闭固"的保精法，真可谓"既开生产之源，又截精子消耗之流"，故对人体免疫系统大有裨益。所以，许多内丹家也认识到了精子、卵子在人体内的重要作用，提出修炼内丹需要"炼精化气，炼气化神，炼神还虚"的修炼方法。

道教房中术提出"欲不可绝"，就是说男女两性不能长时间地断绝性生活。唐代药王孙思邈在《千金方》曰："男不可无女，女不可无男"。现代医学研究证实，和谐而适当的性生活,能使机体内啡呔含量升高,生长激素浓度也随之升高,进而增强机体免疫力。在日常生活中,我们也能觉察到,人体各器官必须经常合理使用,才能保持它的正常功能。若某一器官长时间闲置不用,其功能必然会衰退或萎缩。性器官亦然,必须适当而合理地使用,以保持正常功能延续。

欲不可早。道教从养生角度认为,男子破阳太早,则伤精气;女子破阴太早,则伤其血脉。故主张少年不可近欲。现在看来,许多少男少女虽然性已趋于成熟,而心理成熟确相差甚远,很难选准一个正确的目标,也没有能力担负自己应尽的责任。所以一时冲动,发生一些本不应该发生的事情,给个人、家庭乃至社会带来很大损失。《三元参赞延寿书》曰:"精未通而御女以通其精,则五体有不满之处,异日有难状之疾"。宇宙间的万事万物,都有个成熟使用期,就像西瓜和其他水果一样,在未成熟时我们就将它摘下来食用,既浪费资源也得不到好的滋味。人的性也是一样,若能在最佳时间合理施用,既能享受到最大的快乐,也省去了很多不必要的麻烦。

欲不可纵。道教房中术研究性交的目的,除了想获得性快乐以外,更重要的是利用性刺激,激活增强性器官工作能力,来提高精子、卵子的产量。并且运用特殊方法使交而不泄,从而达到"炼精化气,炼气化神,炼神还虚"之目的,减少精子、卵子的排出量,为增强人体免疫力增添物质保障。《黄帝内经》曰:"以酒为浆,以妄为常,醉以房,以欲竭其精,以耗散其真,不知持满,不时御神,务快其心，逆于生乐，起居无节，故半百而衰也。"这正是对那些性放纵之人的真实写照，请君自重。

欲不可强。强，即勉强。《素女经》曰："今欲强交接，玉茎不举，面渐意羞，汗如珠子，心情贪欲，强助以乎。"《三元参赞延寿书》曰："强力入房则精耗，精耗则肾伤，肾髓之内枯，腰痛不能俯仰。"以上经文提出了勉强性交，会使身体虚弱而引发许多病症。特别是"玉茎不举"的阳痿患者，则"强助以乐"服用一些助阳药物而再勉强性交，会导致肾水枯竭，心火上焚，五脏干燥，阴阳离决，从而生命终结。

道教房中术的最终目的是，通过性的修炼，将人们的灵魂从色欲到达空性，从色性到达灵性之光，从而能提升自我，超越自我，认识自我，超凡脱俗而绝欲断经。

第六章　认识自由基及抗氧化与人体健康关系

在抗衰老医学科学的前沿理论里经常会提到一个关于自由基的医学名词。什么是自由基？简单地说，自由基是人体新陈代谢氧化过程中所产生的一种氧化物质。它可能是一个分子，也可能以分子的一部分的形式存在。自由基的寿命与它的生物活性成反比，经观察，有的自由基可以在 0.6 秒钟或更短的时间内就会消失；但也有的自由基相对寿命却较长，在一定的温度条件下可以存活 4～5 年。

人体内微量的自由基是有益的，它可以平衡体内菌群。随着年龄增长，自由基在体内不断沉淀蓄积，所形成的过氧化物，就会损伤机体的细胞组织，破坏细胞的功能，造成人体一系列退变，使机体的器官、组织老化，这时，自由基对人体则非常有害。

在正常生理情况下，人体自由基不断产生，又不断被清除，维持在一个正常的生理水平。而在某些病理作用下，其产生和清除功能就可能失去平衡。由于自由基的活性较强，容易与细胞内大分子发生反应，就如同电脑病毒对电脑的侵害一样，造成包括对 DNA、蛋白质和脂类的伤害。因此，自由基也就成了人体内生物大分子、细胞和组织的一大杀手。

此外，外部环境对自由基的影响也不可忽视，如辐射、环境污染、不卫生的食品、包括过度运动等，均能造成自由基的过量产生和蓄积。

自由基对人体的损害作用是多方面的：如破坏人体的胰岛细胞，可引起糖尿病；破坏人体的关节软骨，可引起骨关节炎；破坏眼球的水晶体，可引起白内障；它能氧化脂肪，产生过氧化脂质，加速动脉壁的破坏；可引起动脉粥样硬化，进而成为引起高血压、冠心病、中风、脑梗死等疾病的重要病因；甚至连老年人体表上所形成的老年斑，也是自由基蓄积的结果。

近年来，自由基生物医学理论作为一门全新的学科，得到了迅速发展，为当今社会严重威胁人类健康和生命的许多疾病，如恶性肿瘤（包括良性瘤）、心血管疾病、糖尿病及其并发症以及老年性痴呆、帕金森氏病、白内障、慢性肝炎、肺气肿等提供了重要治疗手段——抗氧化剂治疗法。更为重要的是，抗氧化剂疗法若能提早应用（还没有出现临床症状前），则可以预防疾病发生，可以抗衰老和延缓衰老。

自由基理论认为：凡能和自由基反应使之还原成非自由基的化合物，被称为自由基的清除剂；凡可抑制自由基反应链反应，阻止自由基传播，终止自由基反应的化合物，被称为抗氧化剂。

人体本身存在着自由基清除系统，可以最大限度地防御自由基的伤害。但随着人年龄的增长，或在病理条件下,体内自由基的清除系统平衡失调或遭到破坏,自由基就会攻击细胞的结构,加速人体衰老,甚至引起病变。若要终止自由基这种反应,就必须直接应用抗氧化的方法。在这一理论的指导下,采用抗氧化剂疗法,无疑达到了治本治因的效果。

第七章　免疫功能对衰老的影响与治疗

当今医学科学和生命科学的前沿理论里还有一个"免疫"理论,为我们揭示了人类抗衰老的途径和方法。我们人体存在一个抵抗病原微生物感染、防止癌肿发生等的特异性免疫系统,该系统由胸腺、骨髓、脾脏、淋巴组织等免疫器官巨噬细胞、自由杀伤细胞、淋巴细胞等免疫细胞和抗体、补体细胞因子等免疫分子组成,免疫功能的中枢器官是胸腺和骨髓。

人体存在的免疫系统有如下三大功能:

生理防御功能:当病原微生物(抗原)入侵机体后,机体的免疫系统就像集团军作战一样,密切配合,分工协作,将其消灭。由抗原呈递细胞(边防部队)首先发现敌情,给它们作出记号,报告 T 淋巴细胞(总司令),再由 T 淋巴细胞下达命令,让 B 淋巴(特种部队)制造抗体,并与抗原结合,交给巨噬细胞吞噬消灭病原微生物。在信息传递过程中,钙依赖性黏附分子发挥着重要作用。

自身稳定功能:免疫系统维护机体内环境的稳定,清除正常代谢过程中衰老和损伤的细胞。

免疫监视功能:免疫系统将因自身或外来的细菌、病毒等因素引起的某些发生变异的组织细胞识别出来加以消灭并监控原癌基因,防止其突变、分裂。

人的免疫功能在发育高峰期过后便开始下降，平均每年要丧失其功能的 0.8%～0.9%。随着人的年龄增长，自身免疫功能下降逐渐加重，如果人的自身免疫功能下降速度过快，就会造成许多如临床常见的红斑狼疮、类风湿性骨关节炎等疾病；如果这种自身免疫水平低下，最终导致系统功能衰竭，如癌肿等许多严重影响人类健康疾病的发生概率就会增加。

人的精神因素也是造成自身免疫功能加速下降与衰竭的重要原因。

胸腺与人的机体建立起完善的免疫功能，淋巴干细胞经胸腺被培育转化成具有免疫活性的 T 淋巴细胞，然后再经血液转入淋巴结和脾，在这些部位参与机体的免疫反应。人的胸腺在 20～30 岁时开始缩小，分泌的胸腺素衰减。人到 40 岁后，胸腺几乎不再分泌。

由于人的免疫功能下降，与衰老相关的疾病则随之发生。目前，抗衰老医学临床运用精神疗法治疗某些自身免疫性疾病，用干扰素、免疫球蛋白和胸腺肽等来提高机体的免疫功能。由于这些做法容易出现如过敏性反应等免疫功能超常表现，尤其对自身免疫功能正常的人更是有害无益。医学界逐步改为通过补充营养素以实现对免疫功能的调节，如给中老年人补充优质蛋白质、维生素 A、维生素 C、矿物质钙、镁及微量元素锌、铁、硒等，以达到和改善机体的免疫功能，防止和避免与衰老有关的疾病的发生。

第八章　内分泌
调节与人体健康的关系

　　人体内分泌系统的调节功能也是当今医学科学前沿理论所研究的。人体内分泌系统主要受制于丘脑的内分泌区，它不仅是重要的分泌中枢，也是重要的生命中枢。下丘脑所分泌的生长激素和其他各种激素都是维持、提高生命活力的重要物质。下丘脑上方的松果体所分泌的褪黑素，对人的睡眠和性功能起着重要作用。人到40岁后褪黑素的分泌量明显减少。过去人们认为，生长素仅与儿童生长发育有关，现在发现生长素也是控制衰老速度的重要激素。正常人在30岁以后，生长素的分泌量就开始下降，而且越来越低。成人生长素缺乏会导致肺活量下降、心率减慢、心功能减弱、肌肉萎缩和体温调节功能下降，出现体内脂肪增加、机体含水量减少等一系列改变，同时，癌症与心血管疾病的发生率也在增加。

　　欧美等国家在临床上对内分泌系统的抗衰老治疗，主要采用激素作替代治疗。他们从野山芋中提取出纯天然激素前体，通过口喷或注射来进行治疗。人们使用此种药物后，既适用于提高女性激素，也适用于提高男性激素。此种药物可以治疗皮肤老化、骨质疏松，改善性功能，提高睡眠质量，调节血脂，降低胆固醇，增强免疫力，提高记忆力。

与国外相比，武当道教医药倡导的天然植物药在调整内分泌系统功能失调方面有其独特优势，所研发出的多种制剂对调节内分泌功能，促进自身激素分泌的临床疗效非常明显，且无任何副作用。

第二篇

临床应用

第一章　常见男性性系统病证治

第一节　阳痿证治

概说

阴茎痿软不举或举而不坚,以致影响正常性生活谓之阳痿,亦称"阴痿"或"筋痿"。《素问·痿论篇》说:"思想无穷,所愿不得,意淫于外,入房太甚,宗筋弛纵,发为筋痿"。是关于阳痿发病原因的最早论述。后世对本病的认识日渐深刻,如《类证治裁》说:"伤于内则不起,故阳之痿,多由色欲竭精,斫丧太过,或思虑伤神,或恐惧伤肾……亦有湿热下注,宗筋弛纵而致阳痿"。指出导致阳痿的病因是多种多样的。

临床所见,阳痿的发生除极少数为器质性病变引起外,绝大多数为功能性病变所致,经适当治疗是可以恢复的。如果由于发热、过度疲劳、情绪不佳等因素造成一时阴茎勃起障碍,不能视为病态。

病因病理

一、斫丧太过

禀赋不足,少年手淫,肾气损伤,或过早婚育,纵欲竭精,真阳衰微,是引起阳痿最常见的病因,正如张景岳说:"火衰者十居七八"。盖肾为先天之本,生殖发育之源,内寄命门相火,肾阳虚衰,命火式微,则阳事痿而不用。

二、心脾劳伤

阳明为水谷气血之海,主润宗筋。思为脾志,心主神明,神过用,心脾两伤,生化无源,或大疾久病之后,阳明虚弱,气血未复,均可致宗筋失养而阳事不举。《临证指南》说:"阳明虚,则宗筋纵"。即指此之谓也。

三、情志失调

肝主筋,阴器为宗筋之汇。若情志不遂,忧思郁怒,肝失疏泄条达,则宗筋所聚无能;或大惊卒恐,伤于肾气,作强不能而成阳痿。

四、醇甘不节

过食醇酒厚味,积滞不化,戕伤脾胃,运化失常,聚湿生热,湿热下注而致过筋弛纵,阳事不兴。

辨证论治

一、命门火衰

主证:阳事不举,或举而不坚,精薄清冷,腰膝酸软,头昏耳鸣,面色苍白,神疲倦怠,畏寒肢冷,舌淡胖嫩,脉沉弱,尺脉尤甚。

治则:温肾壮阳。

方药1:熟地25g、山药15g、山茱萸10g、枸杞20g、菟丝子10g、肉桂6g、附子10g、巴戟天10g、仙灵脾10g、阳起石20g、鹿角胶10g(或鹿茸粉冲服)。

用法:水煎服,每日1剂。

方药2:人参、海马各15g,当归24g,熟地、枸杞、菟丝子各20g,海龙、枣皮、炒杜仲各10g,蜈蚣3条。

用法:水煎服,每日1剂。

方药3:党参、炒白术、枸杞子、冬虫草、熟地、阳起石、韭菜子各15g,灸鳖甲、生龟板各30g,杜仲、锁阳、淫羊藿、当归身、续断、肉苁蓉、补骨脂、紫河车、菟丝子、灸甘草各10g。

用法:共研细末,炼蜜为丸,每丸重6g,每日3次,1次服用1丸,1个月为1个疗程,连用2～3个疗程,用药第一个月,需忌房事,以后也要节制性生活。

二、心脾虚损

主证:心悸健忘,失眠多梦,阳痿早泄,纳呆食少,腹胀便溏,倦怠无力,面色萎黄,舌淡苔白,脉细弱。

治则:补益心脾。

方药1:党参20g、白术15g、茯苓10g、黄芪30g、元肉10g、酸枣仁15g、木香10g、当归10g、补骨脂10g、菟丝子10g、仙灵脾10g。

用法:水煎服,每日1剂。

方药2:人参、枣皮、熟地、桑葚子、鹿茸、龟板胶、鱼鳔、菟丝子、炒山药、当归、麦冬、五味子、紫河车、柏子仁、枸杞子、枣仁各30g。

用法:共研细末,炼蜜为丸,每丸重10g,每日3次,每次服用1丸。

三、肝郁不疏

主证:情绪抑郁或烦躁易怒,胸闷不适,胁肋胀痛,食少便溏,阳事不兴,苔白脉弦。

治则:疏肝解郁。

方药:柴胡 10g、白芍 10g、当归 15g、川楝子 10g、白术 10g、茯苓 10g、甘草 6g、香附 10g、补骨脂 10g、菟丝子 10g、枸杞 10g。

用法:水煎服,每日 1 剂。

四、湿热下注

主证:阴囊潮湿,瘙痒坠胀,甚则肿痛,阳痿或兼遗精,肢体困倦,小便赤涩灼痛,舌苔黄腻,脉弦滑。

治则:清利湿热。

方药:龙胆草 15g、车前草 10g、栀子 10g、泽泻 10g、木通 6g、萆薢 10g、黄芩 10g、黄柏 10g、苍术 10g、苡仁 20g。

用法:水煎服,每日 1 剂。

必须指出,无论何型阳痿,均应调饮食,慎起居,舒情怀,戒手淫,节房事,如此方能事半功倍,疗效显著。

特效方

1.亢痿灵:蜈蚣 18g、白芍 60g、当归 60g、甘草 60g。

蜈蚣研细末(不去头足),后三味晒干研细末,过 90 ~ 120 目筛,与蜈蚣末合均匀,分为 40 包,早、晚服一次,每次用黄酒冲服 1 包,15 天为一个疗程。服前期间忌食生冷,忌生气恼怒。

用本方治疗阳痿 737 例,近期治愈 655 例,好转 77 例,无效 5 例,总有效率 99.3%。(《中国外科秘方全书》)

2.振痿汤:韭菜子、阳起石各 20g,蛤蚧 2g(研细末),人参 6g(另炖),熟地、枸杞子各 15g。

命门火衰加炮附子、肉桂、巴戟天各 9g;肾精亏虚加女贞子、龟板、鹿角胶(烊化)各 10 ~ 15g;惊恐伤肾加菖蒲

12g、远志 10g、五味子 6g、磁石 20g;肝郁气滞加柴胡、香附、枳壳各 9g,白芍 20g;心脾两虚加枣仁 9g,茯神、白术各 12g;湿热下注先以龙胆泻肝汤治之,待湿热清除后再用振痿汤治疗。

每日 1 剂,水煎服,15 天为一个疗程,一般服 3 个疗程。本方治疗阳痿 68 例,治愈 58 例,显效 6 例,有效 2 例,无效 2 例,总有效率 97.06%。(《中国外科秘方全书》)

3.壮阳起痿丸:党参、炒白术、甘枸杞、冬虫草、熟地、阳起石、韭菜子各 12g,炙鳖甲、生龟板各 30g,杜仲、制锁阳、仙灵脾、当归身、川续断、肉苁蓉、补骨脂、紫河车、炙甘草各 9g,菟丝子 15g。

上药共研为细末,炼蜜为丸,如梧桐子大。每次 3 ~ 6g,1 日 3 次,1 个月为 1 个疗程,一般可连服 2 ~ 3 个疗程。第一个疗程期间,严禁房事。

用本方治疗阳痿 150 例,近期治愈 96 例,好转 36 例,无效 18 例,总有效率 88%。(《中国外科秘方全书》)

4.蛤蚧鞭雀酒:熟地、制首乌、黄精、肉苁蓉各 50g,人参 20g,蛤蚧两对,巴戟天、杜仲、川断、鹿角胶、菟丝子、枸杞子各 30g,炮附子、淫羊藿、肉桂各 15g,狗鞭 2 条,麻雀 4 只,武当白酒 5kg。

将上药入酒罐内加入白酒,浸泡 30 ~ 50 天后即可饮用,每日早晚各服 15ml。(有高血压病、严重心脏病、肝病、肾病及精神失常者禁用此酒。)

5.龙胆地龙起痿汤:龙胆草、当归各 15g,制大黄、生地、泽泻、蛇床子各 12g,蜈蚣 5 条,地龙 20g,柴胡 9g,车前子 18g，木通 10g，云茯苓 30g。兼有肝郁者加合欢皮 12g，加重柴胡用量；脾虚者加党参 20g，苍白术各 12g；遗精加莲须 15g；心神不宁者加炙远志 20g。

每天 1 剂，水煎服。20 天为 1 个疗程。

用本方治疗阳痿（湿热型）64 例，近期治愈 51 例，显效 4 例，无效 5 例，总有效率 92.18%。（《中国外科秘方全书》）

6.核桃仁、芡实、薏米仁各 25g，加水 2000ml，煮好后即可滤药渣，取药汁泡脚，应将脚背浸泡在药汁里。每日 1 次，每次泡 30 分钟。

7.淫羊藿 15g，酒苁蓉 15g，丹参 15g，酒阳起石 30g，黄芪 30g，取阳起石煅后拌黄酒（比例 20%），肉苁蓉拌黄酒（比例 30%），水煮，上药各晒干备用，加入淫羊藿、丹参、黄芪文火水煎 30 分钟，乘热熏蒸阴囊、阴茎、龟头 10 分钟，待药液降至 40℃，将龟头、阴囊浸泡 10～20 分钟，每晚 1 次，15 天为 1 个疗程。（徐存志献方）

8.淫羊藿 52g，蛇床子 32g，蜈蚣 15g，冰片 9g。共研为细末，使用时取药末 2g，捣葱汁搅匀，至药末湿润后，再将药物放入脐中，然后用双手拇指交替揉按脐中，睡前与晨起各做一次。每次揉按 10～20 分钟，一个月始效。（王克非献方）

针灸治疗

一、针灸疗法

取穴：针命门、肾俞、石门、关元、足三里，灸气海、中极、志室。

方法：每次选 3～5 个穴位，隔日针灸 1 次，10 次为 1 疗程。

二、耳针疗法

取穴：肾、皮质下、内分泌、外生殖器、神门。

方法：每次选 2～4 个穴位，隔日 1 次，10 次为 1 疗程。

三、水针疗法

取穴：关元、中极、肾俞

方法：维生素 B_{12}1ml，当归和黄芪注射液 2ml，选用一种加入等量 10% 葡萄糖液作穴位注射，每次注射 2 个穴位，10 次为 1 疗程。

第二节　早泄证治

概说

性交时射精过早称为早泄。所谓"过早"，并无确切的时间界限，严格地说，是指男方尚未与女方接触，或刚接触便发生射精，以致不能进行正常性交者。早泄是性功能障碍的常见症候，由于多与阳痿、遗精相伴出现，故历代医家对此多有专论。然究其病因病机，本症与后者并非完全一致，故试立专节讨论。

病因病理

精液之藏泄，为心、肝、肾诸脏协同管理。朱丹溪云："主闭藏者肾也，司疏泄者肝也，二脏皆有相火，而其系上属于心。"倘若心火过旺，相火炽烈，二火相交，扰动精关，封藏失职，常致早泄滑遗，或情志不遂，肝气郁结，疏泄失常，约束无能，而致过早泄精，或纵欲竭精，阴亏火旺，精室受灼,固摄无权,或少年手淫,或早婚育,戕伐太过,以致肾气虚衰,封藏失固。凡此种种,可虚可实。笔者管见,临床实证较虚证多见。

辨证论治

一、相火炽盛

主证:头晕目眩,口苦咽干,心悸少眠,怔忡不安,情欲亢进,泄精过早,舌红苔黄,脉弦数。

治则:清泻相火。

方药:龙胆泻肝汤加减:龙胆草20g、栀子10g、黄连10g、车前子15g、木通6g、柴胡10g、川楝子10g、当归16g、生地20g、甘草6g、珍珠母20g。

用法:水煎服,每日1剂。

二、阴虚阳亢

主证:虚烦不寐,阳事易兴,早泄滑遗,腰膝酸软,五心烦热,潮热盗汗,舌红苔少,脉细数。

治则:滋阴潜阳。

方药:知柏地黄丸加减:知母10g、黄柏10g、生地20g、山茱萸15g、枸杞20g、泽泻10g、丹皮10g、金樱子10g、沙苑蒺藜20g、龙骨20g、牡蛎20g。

用法:水煎服,每日1剂。

三、肾气不固

主证:性欲减退,早泄遗精,腰膝酸软,小便清长,夜尿多,舌淡苔白,脉沉弱。

治则:益肾固精。

方药:金匮肾气丸加减:肉桂6g、熟附片10g、山药

15g、熟地 20g、山茱萸 15g、茯苓 10g、泽泻 10g、五味子 10g、金樱子 15g、桑螵蛸 10g。

用法：水煎服，每日 1 剂。

针灸验方

一、穴位封闭疗法

取穴：1 组：肾俞（双）、气海。

2 组：小肠俞（双）、关元。

3 组：中极、膀胱俞（双）。

方法：胎盘组织液针剂 2ml（或维生素 B_{12} 1ml），0.5%普鲁卡因加至 10ml，分注于每组 3 个穴位，每 10 次为一疗程。三组穴位交替使用。

二、经验方

（一）知柏三子汤（丸）

知母 10g、黄柏 10g、五味子 6g、金樱子 10g、枸杞子 10g。每日 1 剂，水煎服。或将上药研为细面，炼蜜为丸，每丸重 10g，每次口服 1 丸，每日 2 次。

（二）早泄外洗方

五倍子、蛇床子、锁阳各 30g，细辛、米壳各 15g。将上药用文火煎水，再加入适量温开水，乘热熏蒸龟头，待水温降至 40℃左右，可将龟头浸入其中 5 ~ 10 分钟。每晚 1 次，半个月为一个疗程，治疗期间忌房事。

（三）锁阳公鸡汤

锁阳、金樱子、党参、山药各 20g，芡实、莲须各 15g，小公鸡 1 只。将鸡开膛去内脏杂物、洗净，将上药洗净放鸡腹内，将鸡放入大炖盅内，放入葱、姜、食盐适量，注入开水适量,放入滚水锅,隔水炖 4 小时即成。吃鸡喝汤。

(四)油炸麻雀治早泄

麻雀 4 只,花生油、食盐各适量。将麻雀去毛及内脏杂物,洗净、晾干。将花生油放入锅内烧至五六成热,下麻雀炸至金黄色取出,把油倒出,用原锅炒食盐末少许即成。吃麻雀时蘸盐,每日 2 次,每次服用两只麻雀,可连用 6 天。

(五)太乙固精丸治早泄

沙苑子 80g、枸杞子 40g、枣皮 40g、芡实 40g、莲须 40g、菟丝子 20g、覆盆子 20g、金樱子 20g、续断 20g。炼蜜为丸,每丸重 6 ~ 10g。每日 2 次,每次用淡盐水送服 6 ~ 10g。

(六)苁蓉巴戟泡脚治早泄

肉苁蓉 25g、巴戟天 25g、枸杞子 20g。用适量水煮上药半小时,滤去药渣,取药汁泡脚。每次 30 分钟。

(七)贝壳煎水泡脚治早泄

贝壳 200g、小茴香 50g。用适量的水煎煮上药 30 分钟,滤去药渣,取药汁泡脚,每次 30 分钟。

(八)固精膏治早泄

五倍子研极细面,每次用药面 5g,用食用醋调成膏,放入神阙穴,外用胶布固定,每两天换药一次,对胶布过敏者慎用。

第三节　遗精证治

概说

非性生活时发生精液外泄称为遗精。有梦而遗称梦遗,无梦而遗称滑精。有关遗精证治的论述始见于《金匮要略·血痹虚劳病脉证》载:"夫失精家,少腹弦急,阴头寒,……男子失精,……桂枝龙骨牡砺汤主之"。《丹溪心法》认为:"有用心过度,心不摄肾,以致失精者;有因思色欲不遂,精乃失位,输精而出者,有欲太过,滑泄不禁者,有年壮气盛,久无色欲,精气满泄者。"朱氏不但对遗精的病因作了中肯的分析,而且指出遗精的生理性和病理性的区别。在治疗方面,历代医学家多宗"有梦为实,无梦为虚""有梦治心,无梦治肾"之说。张景岳则认为:"梦遗滑精,总皆失精之病,虽其证不同,而所致之本则一"。

成年男性偶有遗精,多为"精满自溢"的生理现象,不需治疗,患者也不必紧张。倘若遗精频繁,每周1~2次以上,甚或见于非睡眠时,则属病理表现。

病因病理

人体精液藏于肾,宜封固而不泄。《素问·六节藏象论》说:"肾者主蛰,封藏之本,精之处也"。凡劳心太过,郁怒伤肝,恣情纵欲,嗜食醇酒厚味皆可影响肾的封藏而遗精。

一、劳伤心脾

心神过劳,耗血伤阴,心火日旺,肾水渐亏,虚火扰动精室而致遗精,或思虑伤脾,中气虚陷,精失固摄而遗;或心存妄想,心火亢盛,相火下应,二火相煽,真阴被灼,夜寐不宁,梦中精泄,诚如朱丹溪说:"心火动则相火亦动,动则精自走"。

二、肝郁化火

精藏于肾,肝为之约束,气为之固摄。若情志不遂或郁怒伤肝,肝气郁结,疏泄失常,日久化火,扰动精室而致精液外泄。

三、纵欲亏损

房室无度,或频犯手淫,肾精亏耗,阴虚火旺,精室受扰,封藏失职而现遗精。阴损及阳,肾阳虚衰,精关不固而精液滑泄。如《证治汇补》说:"淫欲太过,闭藏失职,精窍滑脱"。另外,亦可因禀赋薄弱,肾虚不固而致遗精。

四、湿热下注

感受湿邪,蕴积化热,或过食醇酒厚味,酿生湿热,流注下焦,扰动精室而发遗精。《医学入门》说:"饮酒厚味,乃湿热郁,故遗而滑也"。

概而言之,遗精一证,主要责于肾失固秘,又与心、肝、脾诸脏密切相关。其证有虚实之别,实证多为湿热下注、肝郁化火、相火亢盛,而致精室受扰,虚证多为心脾损伤,肾气不固,封藏失职。初起以实证居多,久病以虚证常见,或虚实夹杂,临证当详辨。

辨证论治

一、心肾不交

主证:心神不宁,虚烦少眠,怔忡健忘,头晕耳鸣,口燥咽干,多梦遗精,腰膝酸软,潮热盗汗,小便短赤,舌尖红,苔薄黄,脉数。

治则:滋阴降火,交通心肾。

方药:三才封髓丹合交泰丸加减:生地20g、天冬20g、麦冬20g、山茱萸15g、黄连10g、肉桂6g、党参20g、茯神15g、炙远志15g、甘草6g、夜交藤20g、牡蛎20g。

用法:水煎服,每日 1 剂。

二、湿热下注

主证:遗精频繁,有梦或无梦,甚则精液自流,小便赤涩不畅,或见混浊,口苦咽干,舌苔黄腻,脉濡数。

治则:清热利湿。

方药:萆薢分清饮加减:萆薢 10g、黄柏 10g、石菖蒲 10g、茯苓 10g、白术 15g、莲子心 10g、丹参 20g、车前子 10g、木通 6g、泽泻 10g。

用法:水煎服,每日 1 剂。

三、相火亢盛

主证:情欲亢进,梦中遗泄,烦躁易怒,胸闷胁痛,头晕目眩,口苦咽干,舌红苔黄,脉弦数。

治则:清泻相火。

方药:化肝煎加减:栀子 10g、黄芩 10g、胆草 10g、泽泻 10g、木通 6g、白芍 15g、生地 20g、柴胡 10g、川楝子 10g、青皮 10g、甘草 10g、丹皮 10g。

用法:水煎服,每日 1 剂。

四、肾虚不固

主证:遗精滑泄,精神萎靡,面色苍白,腰膝酸软,怯寒肢冷,大便不实,小便频数或余沥不尽,舌淡、苔白,脉沉弱。

治则:温补肾阳,涩精止遗。

方药:金锁固精丸加减:沙苑蒺藜 20g、芡实 15g、莲须 10g、煅龙骨 20g、煅牡蛎 20g、金樱子 15g、五味子 10g、菟丝子 10g、补骨脂 10g、仙灵脾 10g、鸡内金 10g。

用法:水煎服,每日 1 剂。

针灸治疗

针灸治疗应根据证型选取穴位和决定补泻手法。可单独使用,亦可与内服药配合使用。

梦遗:取心俞、神门、太冲、肾俞、关元、三阴交。

滑精:取命门、肾俞、志室、气海、关元、足三里、三阴交、交替使用。

特效方

1.双补固精丸:人参、五味子、枸杞子、金樱子、石菖蒲、莲须、芡实、炒白术各 50g。共研细末,炼蜜为丸,每丸重 10g,每日 2 次,每次服 1 丸。

2.白果鸡蛋方:鲜白果 2 枚,鲜土鸡蛋 1 枚。将白果研末,把鸡蛋打一小孔,将白果末放入鸡蛋内,用纸糊封鸡蛋小孔,放蒸锅把鸡蛋蒸熟,每日早、晚各服一个鸡蛋,连续服用一个月有效。

3.荷叶治疗遗精方:取小暑前鲜荷叶晒干,研细面,每日早、晚各服 1 次,每次服用 5g。

4.杜仲核桃炒猪腰子治遗精方:杜仲 30g(煎水待用),猪腰子一对,核桃仁 30g。先将猪腰子剖开去白筋及内膜,切粗丝加酱油腌制,锅中放油,大火炒熟猪腰子,出锅待用,再将锅内加少许油将葱、姜、花椒炸干,加入核桃仁轻炒,加入杜仲所煎药汁,烧开加入猪腰子调味,勾芡出锅,即可食用。

5.龙骨糯米粥治遗精:锻龙骨 30g、糯米 106g,红糖适量。将龙骨打碎,加水 250ml,煎煮 1 小时,滤去渣,取药汁者糯米成粥,服用。

单验方

1.刺猬皮一具,焙干研末,每次服 3 ~ 5 克,日服 2 次。

2.金樱子 15g,芡实 30g,水煎服。

3.五倍子末 15g,调醋敷脐,间日一换。

4.韭菜子,每晚吞服二三十粒,淡盐汤下,宜于肾虚滑泄。

第四节　不射精症证治

概说

不射精症是指有正常的性欲,而在性交过程中没有精液排出的病症,是直接影响男性不育的原因之一。本症在祖国医学文献中无单独论述,多在强中一症中论及,但本病与强中又是有区别的:不射精症是久交不泄,阴茎勃起较久,但移时即软缩,强中症是能射精,但阴茎长时间勃起坚挺,有的达数天,甚至数十天不软缩,所以两者不能混淆,病理与治疗均有差异。

再者,本症在性交过程中虽无精液排出,但往往又伴遗精症,故两者又当鉴别。

病因病理

一、肾阴亏损

房事不节,淫欲过度,或有手淫不良习惯,肾阴耗损,精失过多,阴虚则阳亢,而致相火亢盛,不能上济于心。"精藏于肾,其主在心",所以精之泄为心所主,心肾失交,精关不开,故交而不泄。

二、七情失调

肝主疏泄喜条达。情志不调,郁怒伤肝,或脏腑机能失调而致肝郁,郁久化火,木火相煽,心火亢盛,精关开启失调,致不射精。

三、肾阳不足

素体阳虚,禀赋不足,或戕伐太过,肾阳衰微。阳气者主气化,主推动,今肾阳不足则气化失调,无力推精外出,故而不能射精。

四、化源不足,精少不泄

曲运神机,劳心伤神,由心及脾,致脾虚不运,气血乏源。因血能生精,今气血不足,故肾精也少,致精少不泄也。

辨证论治

一、阴虚精亏,相火独亢

主证:性欲亢进,阳强不射精,心烦少寐,性情急躁,面色不华,梦遗失精,口干,舌红,脉弦细数。

治则:滋阴营髓,壮水降火。

方药:菟丝子10g、枸杞10g、熟地20g、山萸10g、茯苓10g、黄柏10g、知母10g、丹皮10g、山药10g、黄芩10g、枣仁15g、柴胡10g。

用法:水煎服,每日1剂。

二、肝郁化火,心火亢盛

主证:性欲亢进,交不射精,性情急躁,头昏心烦,失眠多梦,口干口苦,口舌生疮,腰膝酸软,舌质红,舌苔黄,脉弦细数。

治则:疏肝泻火,清心通窍。

方药:龙胆草 10g、柴胡 10g、黄芩 10g、栀子 10g、生地 20g、菖蒲 10g、甘草 6g、木通 6g、竹叶 10g。

用法:水煎服,每日 1 剂。

三、肾阳不足,失于气化

主证:阴茎勃起正常,交不射精,性欲减退,头昏乏力,精神不振,面色晦暗,腰酸膝软,腰以下有冷感,舌质淡,苔白,脉沉细或沉弱。

治则:温肾助阳。

方药:桂附地黄汤加味:肉桂 6g(后下)、附片 10g、熟地 20g、泽泻 10g、山药 10g、山萸 10g、丹皮 10g、茯苓 10g、仙灵脾 10g、肉苁蓉 10g、巴戟天 10g、蜈蚣 1 条。

用法:水煎服,每日 1 剂。

四、心脾不足,肾精亏乏

主证:阴茎勃起正常,交不射精,伴心悸失眠多梦,食少纳呆,腰酸,舌淡,苔薄白,脉细弱。

治则:健脾补气,养心益精。

方药:归脾汤加味:党参 20g、黄芪 30g、白术 15g、生姜 6g、当归 10g、远志 10g、木香 10g、枣仁 20g、炙草 6g、菟丝子 10g、补骨脂 10g、山萸 10g、巴戟 10g。

用法:水煎服,每日 1 剂。

针灸治疗

1.取穴:下腹部:关元、曲骨、中极。

骶部:次髎、中髎。

足部:行间、太冲。

取双侧穴 2~3 个,留针 10~20 分钟,中间行针一次,

4 次为一疗程。

2.梅花针:取穴:腰骶部、三阴交穴一带。

方法:用梅花针叩刺上述部位,以皮肤微红为度,每日1 次。10 天为一个疗程。

3.灸法:取穴:气海穴。

方法:用隔姜灸法灸 3～5 炷上述穴位,每日 1 次,10天为一个疗程。

第五节　血精证治

概说

血精是肉眼观察所排精液为粉红色或红色,称为血精或精血。《诸病源候论·虚劳血精证候》说:"此劳伤肾气故也。肾藏精,精者血之所成也。虚劳则生七伤六极,气血俱损,肾家偏虚,不能藏精,故精血俱出也。"明确指出血精的发生是因肾虚所致,但本病的发生不只限于肾虚,湿热下注,精室热盛均可罹患。

血精与血淋、尿血当予区别,血淋是尿血而有淋沥涩痛等证,尿血则无疼痛症状,血精只排精时精中带血。故应加鉴别。

现代医学认为,本病的发生与精囊炎、前列腺炎有关。

病因病理

一、热伤血结

素体阴虚,或房事不节,肾精亏损,或因热性病邪热伤阴,或过服温燥助阳之品,而致热盛伤阴,阴虚则生热,热入精室,血络被灼,而致血精。

二、封藏不固

劳伤过度,脾气受损,化源不足,气血皆虚,气者主统摄温煦,气虚则统摄失职,血虚则精亏。肾主封藏,肾气不固则精失秘藏,气不摄血,则精血俱出而致血精。

三、湿热伤及精室

嗜酒或嗜食辛辣肥甘之品,损伤脾胃,运化失常,滋生湿热,肝胆湿热下注,热郁下焦,伤及血络,精室血络受损,而致血精。

辨 证 论 治

一、阴虚络伤

主证:精液肉眼可见是红色,或兼射精疼痛,伴阴部坠胀不适,失眠心烦,口咽干燥,苔薄白,脉弦数。

治则:滋阴清热,凉血止血。

方药:生地 20g、黄柏 10g、白薇 10g、槐花 10g、丹皮 10g、滑石 10g、竹茹 10g、当归 10g、甘草梢 10g、土茯苓 15g、白茅根 20g。

用法:水煎服,每日 1 剂。

二、气不摄血,肾虚不固

主证:精液红色,头昏目眩,乏力神疲,失眠多梦,腰痛,性欲减退,苔白,脉细无力。

治则:益气养血,固肾健脾。

方药:熟地 30g、当归 15g、川芎 10g、白芍 15g、黄芪 30g、党参 20g、阿胶 10g(烊化)、菟丝子 15g、生蒲黄 10g、侧柏炭 10g、杜仲 20g、炙甘草 10g。

三、下焦湿热,伤及精室

主证：精液红色，伴烦躁头昏，而红目赤，口苦咽干，胸闷，大便结，小便黄，睾丸及会阴部胀痛，苔黄腻，脉滑数。

治则：清利下焦湿热，凉血止血。

方药：龙胆草 10g、柴胡 10g、黄芩 10g、山栀 10g、生地 20g、当归 10g、车前子 10g、滑石 15g、丹皮 10g、赤芍 10g、白茅根 20g、泽泻 10g。

用法：水煎服，每日 1 剂。

第六节　强中证治

概说

强中又称"筋疝""阳强"。是指阴茎异常勃起，长时间坚挺不倒之症。《灵枢·经筋篇》说是"足厥阴之筋病，阴器则不用，伤于内则不起，伤于寒则筋缩入，伤于热则纵挺不收"。《证治汇补》谓："阴茎挺纵不收……为强中之证"。《儒门事亲》载："筋疝，其状阴茎肿胀或溃或脓或茎中痛，或挺纵不收……久而行于房室劳伤及邪术所致"。《诸病源候论·强中候》说："强中病者，茎长兴盛不痿，精液自出。是由少服五石，五石热注于肾中，下焦虚"。这些论述阐明了本病的临床表现以及病因病理。

但本病的病因，可分为虚实两端，虚者多因房事过度，肾阴耗损，阳气亢盛，或妄服壮阳之品消灼肾阴而致，实者多因湿热下注，或跌仆损伤，致瘀血停积阴部而致。故不能一概认为本病为实证，应审证求因，辨证施治。

病因病理

一、阴虚阳亢

房事不节,淫欲过度,肾阴耗损,阴虚者阳必亢,肝失疏泄,郁而化火,妄服壮阳之药,耗伤肾阴,相火亢盛,宗筋失润,故阴茎挺胀不收。

二、湿热下注

嗜酒肥甘,生湿生热,或酒后交接,以酒助兴,为贪欢延欲忍精不泄,以致湿热,败精瘀阻下焦,使茎结瘀阻不通,故而阴茎勃起异常。

三、跌仆损伤

阴部外伤,或外力撞击,或跌仆坠落伤于会阴部位,血络受损,流行失常,瘀血阻于茎络而不散,致阴茎勃起异常。

辨证论治

一、相火亢盛,肾阴亏乏

主证:交接后阴茎仍挺不倒,伴阴茎睾丸发胀疼痛,腰酸,头昏目眩,性欲亢进,心烦少寐,舌红苔薄黄,脉弦数。

治则:滋肾阴,泻相火。

方药:知柏地黄汤加味:生地 20g、知母 10g、黄柏 10g、泽泻 10g、茯苓 10g、丹皮 10g、山药 10g、柴胡 10g、白芍 10g、龙胆草 10g、车前子 10g。

用法:水煎服,每日 1 剂。

二、湿热下注,经络瘀阻

主证:阴茎勃起长时间不倒,阴茎肿胀色暗,腰骶痛楚,烦躁不眠,排尿涩痛,舌暗红,舌苔黄,脉弦滑数。

治则:清利湿热,活血散瘀。

方药:龙胆泻肝汤加味:柴胡10g、龙胆草10g、木通6g、桃仁10g、泽泻10g、生地20g、黄芩10g、栀子10g、红花10g、黑豆20g、甘草梢10g、丹参20g。

用法:水煎服,每日1剂。

三、跌仆损伤

主证:坠落、跌仆或硬物撞击阴部,而致阴茎异常勃起,肿胀疼痛,腰酸胀痛,苔白,脉眩。

治则:活血化瘀,兼益肾气。

方药:当归20g、桃仁10g、红花10g、王不留行10g、黄芪30g、菟丝子10g、肉苁蓉20g、桔梗10g、黄柏10g、白茅根20g。

用法:水煎服,每日1剂。

强中一证,经治恢复正常后,因长时间经络瘀血阻滞,气血不调,故常有丧失性功能的情况,一般按要求调养一段时间能使性功能恢复正常。除戒除一段时间的性生活外,要坚持服用一些滋补肾阴肾阳之品,以培补肾阴、肾阳,以达痊愈。

第二章　男性外科病证治

第一节　肾囊痈证治

概说

肾囊痈亦称"子痈"。《医宗金鉴·外科心法要诀》歌曰:"肾囊红肿发为痈,寒热口干煅疼痛,肝肾湿热流注此,失治溃深露睾凶。"

肾囊痈是以睾丸肿痛为主要证候的疾病。本病与现代医学的急慢性睾丸炎、附睾炎相类似。祖国医学对本病的论述较详细,如《证治准绳》说"足厥阴之经,环阴器,抵少腹,人之病此者,其发睾丸胀痛,连及少腹。"说明本病的发生与肝经有直接关系。《疡医心得》说:"身体发热,耳后忽生痄腮,红肿胀痛,腮边虽退,两睾忽胀,一丸极大,一丸极小,似乎偏坠实非。"更进一步说明了本病可继发于痄腮之后,由外感风热而引起,与睾丸偏坠截然不同。

本病的发生多由感受寒湿,湿热下注,外感风热或肝经郁热而致。本病易与疝气相混淆,应细加鉴别。

病因病理

一、外感寒湿

起居不慎感受寒湿。寒为阴邪,主凝滞,使气血流行不利;湿性重浊,阻塞经络,气机不利。寒湿侵犯肝经,致肝脉气血瘀阻,因肝主筋环阴器,使睾丸肿大,发为子痈。

二、热郁肝经

感受风热之邪,或七情所伤,气郁化热,邪犯肝经。肝脉主疏泄喜条达,邪热郁于肝经,疏泄失常,络脉瘀阻致睾丸肿痛,发为子痈。

三、下焦湿热

外感湿热之邪,或饮食不节,嗜食肥甘,湿从内生,瘀久化热侵犯肝经,致肝疏泄失常,发为子痈。

辨证论治

一、寒湿内侵

主证:发病缓慢,睾丸肿痛有下坠感,压痛明显,阴囊皮肤紧张光亮,伴畏寒,小腹痛喜温喜按,苔白厚,脉弦。

治则:温散寒湿,疏肝止痛。

方药 1:橘核丸加减:橘核 10g、荔枝核 10g、小茴香 10g、川楝子 10g、元胡 10g、高良姜 6g、柴胡 10g,木通 10g、甘草 6g。

方药 2:温阳散结汤:制附子 30g(先煎 2 小时)、干姜 30g、白芍 30g、甘草 30g、大黄 10g、桂枝 10g、细辛 10g、路路通 10g、橘核 10g、当归 10g。

用法:水煎服,每日 1 剂。肾阳偏虚者,加肉桂、菟丝子;肝阳偏虚加乌药、吴萸、小茴;肝气郁结者,去制附子,减干姜量 3/4,加柴胡、青皮、川楝子;肝胆火旺者,减制附子、干姜量十分之九,桂枝、细辛量的三分之二。大黄加至 15g,并加柴胡、胆草、黄芩;若腮腺炎并发睾丸炎,去细辛、桂枝,加银花、板蓝根、大青叶;外伤所致睾丸炎加红花、土鳖、刘寄奴。

方药 3:导水消肾丸:茅苍术 500g、木通 250g、肉桂 50g、牵牛 100g、木香 50g。

用法:上药研为细末,用炼蜜为丸,每丸 10g,每日 3 次,每次 1 丸。

二、肝经郁热

主证:起病急速,发热恶寒,睾丸肿大疼痛,小腹痛,阴囊肿大潮红,苔黄,脉弦数。

治则:清热疏肝,消瘀活血。

方药:神圣带针散加味:当归 15g、川芎 10g、白芷 10g、防风 10g、甘草 6g、细辛 6g、红花 10g、连翘 10g、乳香 10g、没药 10g、蒲公英 20g。

用法:水煎服,每日 1 剂。

三、湿热下注

主证:发热,睾丸肿大疼痛,阴囊红肿,行动不便,口干苦,大便干,尿黄,苔黄厚腻,脉弦数。

治则:清热除湿,解毒疏肝。

方药 1:清肝渗湿汤:黄芩 10g、栀子 10g、当归 10g、白芍 10g、生地 20g、川芎 6g、柴胡 10g、花粉 10g、龙胆草 10g、甘草 6g、泽泻 6g。

用法:水煎服,每日 1 剂。

方药 2:加减龙胆泻肝汤:龙胆草 10g、山栀 10g、柴胡 10g、黄芩 10g、当归 10g、生地 15g、车前子 10g、泽泻 10g、木通 6g、苦参 10g、甘草 6g。

用法:水煎服,每日 1 剂。

针灸治疗

取穴：三角穴（位置在四满穴和大巨穴之间微上方）、关元、归来、三阴交、肾俞、承山，交替使用。

手法：直针 5 分至 1 寸 5 分，用平补平泻法，或加灸。

艾灸阳池穴：在阳池穴位表面涂凡士林，上置绿豆大艾炷，每日 1 次，日灸 3 炷，连灸 1 周。

经验方

1.地龙干粉 7 份、牡蛎粉 3 份。

用法：二药合均匀，用鲜鸡蛋清调上述药粉外敷患处，每日换药一次，用葱和花椒煎汤洗净患处后，再敷药膏。

2.大青叶 30g、大黄 30g、蚤休 30g、芒硝 30g、冰片 3g。

用法：上药共研细末，加入适量蜂蜜调成膏，外敷患处，每日换药 1 次。

3.生地 120g，菟丝子、肉苁蓉、黄精、黑枣肉、怀牛膝、蛇床子、茯苓、远志各 45g，当归 60g，丁香 10g，大茴香 20g，木香 20g，枸杞子 50g，巴戟 30g，杜仲 30g，青盐 15g，人参 15g。

用法：上药研细末，炼蜜为丸如梧桐籽大，每次服六七十丸，空腹时温黄酒送服，每日 2 次。

第二节　肾囊风证治

概说

肾囊风又称阴囊风，俗称绣球风。此病以阴囊瘙痒，或生赤粟样疙瘩，浸淫黄水，或有灼热感等为特点疾病。

《诸病源候论·虚劳阴下痒湿候》说："大虚劳损,肾气不足,故阴冷,汗液自泄,风邪乘之,则瘙痒"。《虚劳阴疮候》说："肾荣于阴器,肾气虚,不能制津液,则干湿。虚则为风邪所乘,邪害腠理,而正气不泄,邪正相干,在于皮肤,故痒,搔之则生疮。"这些论述把肾囊风的病因及临床表现作了概括的说明。

肾囊风的发病原因,除了上述肾气虚,阴部汗出,又被风邪所袭而致之外,尚有因湿热下注肝经而成者。故本病的治疗,除健脾补肾、祛风止痒而外,清热除湿随证治之。

病因病理

一、外感风热

素体阳盛,复又感受外界风热之邪,风者阳邪,性善行主动,又多伤阴。热入肝经,肝主风,两性相引,风盛则燥,作于阴囊则发为肾囊风。

二、湿热下注肝经

湿热之邪侵犯肝胆,或嗜食肥甘损伤脾胃,使运化失常,聚湿生热,复受外界风邪所袭,湿热合邪,侵及阴部而发为肾囊风。

三、阳虚感受风邪

素体阳虚,或劳伤肾气而致肾阳虚损,阳虚则津液不能固摄而致自汗,使阴囊潮湿,复受风邪所袭,而致肾囊风。

辨证论治

一、风热型

主证:阴囊干燥,喜洗浴热汤,表面有疙瘩,形如赤粟,甚痒,搔破流黄水,皮肤有灼热火烤感,苔薄黄,脉弦数。

治则:清热疏风止痒。

方药:生地 20g、赤芍 15g、当归 15g、防风 16g、蝉衣 16g、牛蒡子 10g、白蒺藜 10g、菊花 10g、苦参 10g、连翘 10g、甘草 6g。

用法:水煎服,每日 1 剂。

二、湿热型

主证:阴囊瘙痒,浸润发红,渗液,夜间痒甚,尿黄口干,苔黄腻脉弦数。

治则:清热利湿止痒。

方药:当归拈痛汤加减:当归 20g、羌活 10 g、防风 10g、升麻 10g、猪苓 10g、泽泻 10g、茵陈 10g、黄芩 10g、葛根 20g、苍术 10g、苦参 10g、知母 10g、滑石 20g、甘草 6g。

用法:水煎服,每日 1 剂。

三、肾阳虚型

主证:阴囊潮湿发凉,汗出瘙痒,四肢不温,腰膝酸软,畏寒喜暖,舌质胖淡,脉沉细。

治则:温肾助阳,健脾利湿。

方药:吴茱萸 6g、蛇床子 10g、苍术 10g、茯苓 10g、小茴香 10g、补骨脂 10g、仙茅 10g、益智仁 10g。

用法:水煎服,每日 1 剂。

针灸治疗

取穴:血海、足三里、曲池、犊鼻、三阴交针后加灸,留针 5 ~ 10 分钟。

单验方

1.苦参 30 ~ 60g,川椒 15g,外洗,日 1 次。

2.苦参、灵仙、白芷、石菖蒲、胡麻、首乌各 10g,水煎服,日 1 剂,分 1 次服。

3.华佗治阴囊湿痒神方:乌梅 14 个,古铜钱 40 个,盐三撮,醋 1 升,在铜器中浸 7 天,洗之效。

4.威灵仙、蛇床子、当归各 20g,砂仁 10g,土大黄 15g,苦参 15g,老葱头 7 个。水 5 碗,煎数滚,倒入盆,先熏,候温浸洗。每日 1 剂,洗 2 次。

5.狼毒、川花椒、硫黄、槟榔、五倍子、蛇床子、大风子、枯矾各 10g,香油 100ml。将上药共研为细末,香油放锅内烧滚,下公猪胆汁 2 枚,调上药末为膏,外擦患处,每日 2 次。

6.苦参 250g,腊公猪胆汁 4 枚。用河水 2500 克,将苦参煎煮 30 分钟,待湿滤去药渣,倒入猪胆汁,搅匀淋洗患处,3 天洗 1 次,一般洗 3 次可痊愈。

第三节　下疳证治

概说

下疳病也称湿阴疮,相当于现代医学的龟头炎、龟头溃疡、阴茎溃疡,是以龟头、阴茎肿痛麻痒,甚至溃烂为主症的疾患。如《外科正宗》说:"初起必先涩淋,小便溺痛,次流黄浊败精,阳物渐损,甚则肿痛糜烂。"又说:"初起先见皮肤光亮,甚如水晶,皮破流水,肿痛日生,痒麻时发。"

本病在旧社会较为多见，现今大为减少。发病原因不外淫欲过度，败精浊血瘀滞而致，或因女方下部不洁，湿热毒邪感染；也有因性交不慎，损伤龟头、阴茎，复又感染毒邪而成。《诸病源候论·时气阴茎肿候》云："此由肾脏虚所致。肾气通于阴，今肾为热邪所伤，毒气下流，故令阴肿。"可见肾气虚也是本病的内在因素。

　　本病的治法，初宜祛风除湿，清热消肿解毒。迁延日久，气血损伤者，当加扶正之品。另外，为了杜绝本病的发生，要清心寡欲，注意清洁卫生，一旦患病应及时治疗。

病因病理

　　淫欲过度或为延欢贪欲，忍精不泄，致使瘀精浊而滞留茎络，而致阴茎肿胀，龟头、阴茎擦伤，又感污物，湿热毒邪乘机入侵阴茎，腐伤皮肤血络，轻则麻痒肿胀，甚则阴茎肌肤损伤破溃，而致本病。

辨证论治

一、风湿热毒

　　主证：本病初起阴茎或龟头色红肿胀，如水晶状，时痒时痛，皮色光亮，搔破浸流黄水，甚则阴茎红肿，龟头溃烂，时流脓性分泌物，或伴阴囊湿疹，大便干燥，小便黄赤，舌红苔薄黄，脉弦数。

　　治则：初起祛风除湿，清热解毒。

　　方药：荆防败毒散加减：荆芥 10g、防风 10g、柴胡 10g、独活 10g、川芎 10g、甘草 6g、蝉衣 10g、龙胆草 10g、苦参 10g。

　　用法：水煎服，每日 1 剂。

二、肝经湿热

主证:玉茎肿痛,小便涩滞作痛,玉茎溃烂、久不愈合,口苦咽干,心烦易怒,舌红、苔腻,脉数或濡。

治则:宜清肝经湿热。

方药:苍术 10g、白术 10g、茯苓 10g、山栀 10g、厚朴 10g、泽泻 10g、陈皮 10g、木通 6g、花粉 10g、昆布 10g、木香 10g、川芎 10g、当归 10g、甘草 6g。

用法:水煎服,每日 1 剂。

三、心经蕴热

主证:小便赤涩,玉茎肿痛,或茎窍作痛,及上盛下虚,心火炎上,口苦咽干,烦躁作渴,舌红,脉数。

治则:清心利尿。

方药:莲子肉 15g、黄芪 15g、黄芩 10g、赤茯苓 10g、人参 6g、泽泻 10g、麦冬 10g、地骨皮 10g、甘草 6g。

用法:水煎服,每日 1 剂。

四、热毒下注

主证:房劳过度,热药所伤,致玉茎痒痛,尿水涩滞,白浊,滑精,至夜阳物兴举不得眠者,舌红,脉弦数。

治则:清热解毒,利尿。

方药:龙胆草 10g、木通 6g、黄连 6g、瞿麦 6g、滑石 10g、山栀 10g、黄柏 10g、知母 10g、芦荟 6g、甘草 5g。

用法:水煎服,每日 1 剂。

又方:芦荟丸:治下疳溃烂作痛,口鼻生疮,牙龈溃疡等症。

方药:胡黄连、黄连、芦荟、白无荑、青皮、雷丸、木香、鹤虱草各 50g,麝香 3g。

用法:上药共为细末,蒸饼糊丸如麻子大,每服 3g,空心清米汤送服。

外治法

1.银粉散:好锡 18g 化开,飞朱砂 6g 搅炒,待朱砂枯,去朱砂,留锡再化开,搅入水银 32g,和匀倾出;待凉听用,用杭粉 32g 与上药研均匀,铺在草纸上,卷成一条状,一头点火,煨至纸尽为度,吹去纸灰,加轻粉 32g,共研为极细末。凡遇下疳溃烂者,先以甘草 50g,煎水淋洗,搽干,搽此药粉,能止痛生肌,收敛极妙。

2.秘制珍珠散:明朝青花瓷片 32g,珍珠 64g(不论大小,以新白为上,入豆腐内煮数滚,研为极细末),轻粉 100g。

用法:上三味,共研千转,细如飞面,方入罐收藏。凡遇下疳初起皮损,搽之即愈,腐烂疼痛较重者,甘草汤洗之,猪脊髓调搽,对久溃不生皮者,搽之皮即生。

3.下疳溃烂简便方:陈旧罗缎帽沿烧灰,杭粉瓦上煅黄色各等份,共研极细面,瓷瓶收藏。先用红枣 15 个,甘草 20g,煎汤洗净患处搽此药粉,数日即愈。

经验方

1.蛇床子 30g、苦参 30g、地肤子 30g、枯矾 10g、白鲜皮 30g。水煎外洗。

2.萹蓄、生军、滑石、瞿麦、甘草、车前子、栀子、木通各 10g。水煎食前服。

3.土茯苓 30g、猪脂 6g、杏仁 6g、僵蚕 6g、蝉衣 6g、皂角子 6g、银花 10g、牛膝 10g、荆芥 10g、防风 10g、黄柏

10g。水煎服。

第四节　疝气证治

概说

疝气是以阴囊和睾丸疾患为主,以局部疼痛肿胀为主要症状的疾病。历代医家对本病的论述很多,涉及范围甚广。如尤在泾说:"疝者痛也,不独睾丸肿胀为疝,即肿中攻击作痛,按行上下者,亦得名称疝。"《诸病源候论·七疝候》曰:"七疝者,厥疝、癥疝、寒疝、气疝、盘疝、胕疝、狼疝,此名七疝也。"《景岳全书》载:"疝气病者,凡小腹睾丸为肿为痛,止作无时者皆是也。……然疝之为病,不独男子有之,而妇人亦有之。"故而疝气不仅名目繁多,而且男、女均可罹患,但男性发病率较高。本节所论疝气,只限于男性阴囊和睾丸疾病,其他不作论述。

疝气的病因多在于寒。《诸病源候论·诸疝候》云:"诸疝者,阴气积于内,复为寒气所加,使营卫不调,血气虚弱,故风冷入其腹内,而成疝也。"《素问·骨空论》:"任脉为病,男子内结七疝,女子带下瘕聚。"除寒邪外,尚有湿热之邪不得外泄,使筋脉拘急,搏结成疝,劳倦、房劳、愤怒等原因也可致疝。

疝气的治疗,如张景岳说:"治疝必先治气"。气虚者多在脾肾,治宜益气举陷;气实者在肝,治宜理气祛邪。

中医的疝气相当于现代医学的腹股沟斜疝、睾丸鞘膜积液等病。

病因病理

一、感受寒湿

久坐寒湿之地,或冒寒涉水,或将息失宜感受寒湿之邪。寒为阴邪主凝滞,消乏阳气,湿性重浊而下趋,寒湿聚于阴分而成疝。或寒湿郁久不化,蕴而生热,形成湿热,下注厥阴,筋脉拘急而成疝气。

二、肝气郁结

肝主疏泄喜条达,若情志不畅,或忿怒哭号,则肝气疏泄失常,而致肝郁气滞。肝之经脉抵少腹绕阴器,肝又主筋,而致睾丸肿痛形成疝气。

三、脾虚气陷

脾居中州运化,为后天之本,过度操劳致脾气受损,脾气主升,劳则气耗,致气虚下陷,使睾丸下坠疼痛,形成疝气。如李梴说:"气疝上连肾腧,下及阴囊……或劳役坐马,致核肿胀。"

辨证论治

一、寒湿凝聚

(一)寒疝

主证:小腹牵引作痛连及睾丸,阴囊冷硬,阴茎不举,畏寒喜暖,手足不温,苔白,脉沉弦。

治则:温胆散寒。

方药:暖肝煎加味:肉桂 6g、小茴 10g、茯苓 10g、乌药 10g、枸杞 15g、当归 10g、沉香 10g、生姜 6g、吴萸 6g。

用法:水煎服,每日 1 剂。

(二)水疝

主证:阴囊肿大如水晶状,或痒或痛,或无不适,透光实验阳性,苔薄白,脉濡。

治则:温化水湿。

方药:五苓散加味:茯苓 10g、猪苓 10g、泽泻 10g、白术 10g、桂枝 10g、黄芪 15g、海藻 10g、橘核 10g、党参 10g。

用法:水煎服,每日 1 剂。

二、肝郁气滞(气疝)

主证:阴囊肿胀而痛,连及少腹,痛处不定,每因忿怒,大哭,情绪不畅而痛加重,胸闷食少,苔白、脉弦。

治则:舒肝理气。

方药:天台乌药散加味:乌药 10g、木香 10g、小茴香 10g、良姜 10g、槟榔 10g、青皮 10g、川楝子 10g、元胡 10g。

用法:水煎服,每日 1 剂。

三、中气下陷(狐疝)

主证:阴囊偏坠肿胀,时上时下,立时出腹入囊,卧则入腹,劳累加重,伴头昏乏力,食少倦怠,苔白,脉虚无力。

治则:益气举陷。

方药:补中益气汤:白术 10g、黄芪 20g、陈皮 6g、升麻 6g、党参 10g、柴胡 6g,当归 5g、生姜 5g、大枣 2 个。

用法:水煎服,每日 1 剂。

张子和说:"诸疝皆归肝经。"可见无论何种疝气,均与肝有密切关系,所以在治疗时应在辨证的基础上,加用温肝、疏肝、平肝之品,以加强疗效。

针灸治疗

寒疝:取穴:独阴,位置在第二趾之内侧第二节横纹中央。直刺 2~3 分,留针 1 小时。

气疝:取穴:头顶发旋中央。针 1~3 分,针尖向前。

水疝:取穴:阑门、疝气。阑门在曲骨穴旁开 3 寸。疝气穴在关元旁开 3 寸 5 分。直刺 5 分至 1 寸 5 分。

单方验方

一、内服方

1.黄芪 10g、白术 10g、萆薢 10g、小茴香 6g、橘核 6g、泽泻 10g、川楝子 6g、柴胡 6g、乌药 6g、生山楂 12g、五味子 6g、石莲子 6g。

水煎服,每日 1 剂。

2.荔枝核、高良姜各 150g,香附 100g。研细末,每服 15g,每日 2 次。

3.芦巴子、小茴香、荔枝核、橘核、桃仁、枳壳、升麻各 50g,研末,每服 10g,每日 2 次。

二、外用

1.麝香 1g、阿魏 9g、芒硝 6g、膏药肉 24g。将膏药放小铜勺内熔化,然后把阿魏、芒硝一同放入烊化拌匀,匀摊在 3 寸见方的白布上,然后把麝香散入于膏药上,粘贴患处。

2.肉桂 20g、葱白根 20g、鲜生姜 20g。先将肉桂研成细粉,与肉桂粉一起捣成软膏,外敷在患处,外用宽松紧带固定。

3.小茴香 250g、食盐 200g,合在一起,放锅内炒热,热敷。

4.吴萸 15g、川楝子 15g、小茴 20g。研末,放布袋内,放在脐部,外用热水袋加热外敷。

5.白胡椒细末,每次用 5g,放膏药上,外贴患处,另外,可贴脚涌泉穴更有效果。

第五节　阴囊血肿证治

概说

阴囊血肿是由于跌打损伤,或手术、穿刺,损伤阴囊络脉,以致脉瘀络阻,血不归经,溢于脉外,积于阴囊而引起阴囊肿胀,疼痛,皮肤有瘀斑,局部压痛明显,有弹性感。若阴囊血肿较大或鞘膜积血时,睾丸不能清楚触及。透光试验阴性。若血肿机化或鞘膜增厚,硬化时,则扪及阴囊呈实体感,因穿刺所致者,鞘膜腔多迅速再度充满,透光试验由阳性转为阴性。

病因病理

一、跌打损伤

阴囊受到损伤,阴囊部脉络破损,血溢于脉外造成脉瘀络阻,故局部气滞血瘀,不通则痛,临床所见阴囊肿大,坠胀疼痛,皆是因外伤所致气滞血瘀形成。

二、络阻瘀结

见于损伤后期,阴囊肿胀疼痛稍有减轻,但却聚结成块,是外伤后气滞血瘀,瘀血日久不化聚结成块,所以有扪之有实体感。

三、热毒蕴结

素来体内湿热较重,外伤后湿热下注,而形成阴囊皮肤焮红灼热,肿胀疼痛较重,甚则呈跳痛。

辨证论治

一、络伤血溢证治

主证：见于损伤初期，阴囊肿胀疼痛，少腹会阴坠胀。可见皮肤瘀斑，按痛明显，呈囊性感，舌质正常或有瘀斑，脉弦或涩。

治则：凉血消肿，活血止痛。

方药：炒五灵脂 10g、生蒲黄 10g、桃红 10g、红花 6g、当归 10g、赤芍 10g、川芎 6g、三七粉 3g（冲服）、小蓟 30g、地榆 20g、茜草 10g、生甘草 6g、黄柏 10g、公英 20g。

用法：水煎服，每日 1 剂。

二、络阻瘀结证治

主证：见于损伤后期，阴囊肿胀疼痛稍减，但却聚结成块，扪之有实体感，舌暗，脉涩。

治则：活血化瘀，消肿散结。

方药：桃仁 10g、红花 6g、生大黄 6g、桂枝 6g、元胡 10g、泽兰 12g、苏木 10g、鳖甲 20g、莪术 10g、僵蚕 10g、白芷 6g、土元 10g。

用法：水煎服，每日 1 剂。

三、热毒蕴结证治

主证：见于外伤初期并发感染，症见阴囊肿胀，疼痛不减，反而加重，阴囊皮肤焮红灼热，甚而呈跳痛，可伴见发热、口渴、恶心，舌红苔黄腻，脉滑数。

治则：清热解毒，活血消肿。

方药：龙胆草 10g、生地 20g、当归 15g、柴胡 10g、黄芩 10g、木通 6g、车前子 10g、泽泻 10g、黄柏 10g、甘草 10g、蚤休 10g、柴胡 10g。

用法：水煎服，每日 1 剂。

外治法

1.出血期:侧柏叶 30g,大、小蓟各 30g,茜草 15g,黄柏 15g,生大黄 10g。水煎后冷敷患处。

2.血止后:落得打、红花、生半夏、骨碎补各 10g,甘草 6g,葱头 15g。水煎 20 分钟后,加醋 250g,再煮 5 分钟,待温泡洗患处,每日 2～4 次。

单方验方

1.当归尾 15g、赤芍 10g、生地 15g、桃仁 10g、红花 6g、泽兰 10g、丹皮 10g、川芎 5g、三七 6g、白芷 10g、甘草 5g。肿胀疼痛甚加制乳香、制没药;并发感染加银花、公英、黄柏、天花粉;便秘加大黄。

2.穿山甲 5g,每日 2 次,研末开水冲服。

3.五灵脂 30g、制乳香 20g、制没药 20g、血竭 10g、黄柏 15g。上药研为细末,炼蜜为丸,每丸 6g,每服 1 丸,每日 2 次。

4.当归、泽泻各 50g,苏木、桃仁各 10g,红花 6g。用黄酒与清水各半煎煮上药,取汁分服,每日 1 剂。

第六节　子痰证治

概说

子痰相当于现代医学的"附睾结核"。是以附睾上有不规则硬结,局限于尾部或已发展到全部附睾,甚至累及睾丸。无疼痛或有轻微疼痛,如果已与阴囊皮肤粘连,形成窦道及输精管发生串珠样改变,则可确定诊断为此病。患病者多是有肾结核或其他部位有结核病史。直肠内指诊前列腺和精囊变硬，出现结节样改变，有助于本病的诊断。此病患者应借助现代医学的先进设备，及时与睾丸恶性肿瘤、精液囊肿、淋菌性附睾炎等病鉴别诊断。

病因病理

子系(精索)和肾子(附睾和睾丸)为肝肾之经络所过之处，若肝肾亏损，精血无以润养，致使浊痰乘虚聚阻滞其络脉，即发为本病。肝肾久虚，阴液亏损，遂生内热，浊痰从热而化，热胜肉腐而成脓，病久不愈，阴损及阳，即出现阴阳两虚、气血两亏之候。

辨证施治

一、肝肾不足，痰湿阻络

主证：附睾肿硬结块，不痛或仅有轻度酸胀隐痛，精索增粗变硬，呈串珠样改变，阴囊肤色不变，或有发凉，尚无粘连，舌苔薄白，脉濡缓。

治则：补肝益肾，化痰散结。

方药：麻黄 3g、熟地 30g、鹿角胶(烊化)10g、白芥子10g、炮姜 10g、肉桂 5g、橘核 15g、夏枯草 12g、地骨皮 10g、猫爪草 20g、蜈蚣 3 条、皂刺 10g、甘草 6g、蒲公英 20g。

用法：水煎服，每日 1 剂。

二、阴虚内热，浊痰化热

主证：可见于子痰寒性脓疡形成期。附睾肿块增大，与阴囊皮肤粘连，阴囊亦渐渐肿大，颜色暗红，不痛或微痛，部分病人伴有低热盗汗，倦怠食少，腰酸腿软等，舌红，脉细数。

治则：滋阴清热，化痰透脓。

方药:生地 20g、当归 10g、赤芍 10g、知母 10g、泽泻 10g、黄芪 15g、夏枯草 15g、炮山甲 10g、皂刺 10g、柴胡 10g、生草 10g。

低热加银柴胡、地骨皮,去柴胡;食少加白蔻仁、炒麦芽。

用法:水煎服,每日 1 剂。

三、肝肾阴虚,余毒未尽

主证:阴囊溃破,脓液稀薄量少,夹有败絮样物,疮口凹陷内翻,周围肿硬不消,肾囊肤色潮红或暗红,伴见低热不退,颧红盗汗,五心烦热,口干咽燥,倦怠纳呆,消瘦乏力,腰膝酸软,舌红苔少,或有裂纹,脉细数。

治则:滋阴除热,祛湿解毒。

方药:生地 20g、赤芍 10g、女贞子 15g、旱莲草 15g、知母 10g、泽泻 10g、陈皮 10g、制首乌 30g、鳖甲 20g、银柴胡 10g、地骨皮 10g、甘草 10g。

用法:水煎服,每日 1 剂。

四、阴阳俱损,气血两亏

主证:睾丸溃破,疮口久溃不敛,或反复溃破,脓水稀薄,淋漓不尽,伴有消瘦乏力,倦怠食少,精神萎弱,面色无华或苍白,腰酸腿软,肢冷畏寒,阴囊寒冷,舌淡苔白,脉细弱无力。

治则:滋补肝肾,益气养血。

方药:熟地 20g、当归 10g、白芍 10g、枣皮 10g、菟丝子 10g、鹿角胶(烊化)6g、肉桂 6g、黄芪 15g、黄精 10g、制首乌 20g、半夏 10g、白芥子 6g。

用法:水煎服,每日 1 剂。

武当道医男科临证
灵方妙法

外治法

1.生南星、僵蚕、菖蒲、白芷、当归各 20g。共研极细面,加入麝香 2g,和匀,用蜂蜜调膏,外敷患处用于子痰病初期。

2.黄连、大黄、黄芪、黄芩、黄柏、天花粉、郁金各 30g,甘草 15g,冰片 2g(另研)。上药共研细面,与冰片研匀,干掺,蜂蜜调膏外敷均可。可解毒消肿,止痛生肌,对子痰溃破后,久不愈合者可用。

3.守宫尾 30 支,旧瓦上焙焦,研为细面,每用守宫尾粉少许,外掺溃疡处。有窦道者可用整个守宫尾直接插入窦道内。治子痰溃后形窦道者及久溃不愈的创面。

4.腊猪苦胆 30 个(取鲜汁)。将猪胆汁倒入砂锅内,熬制成软膏。治子痰已成,已溃、未溃均可外敷。

5.生地、当归、黄连、黄柏、紫草、象皮、甘草各 30g,黄蜡 50g,真芝麻油 500ml。将上述中药倒入锅内,加入芝麻油,浸泡 5 天,放火上炸至中药枯黑,放黄蜡化开,再过滤黄蜡中杂质,倒入瓷罐内保存。凉后即成软膏,子痰溃后,久不愈合创面,可以外敷此膏,有生肌敛疮之功。

第七节　阴茎短小证治

概说

阴茎短小是指成年男子阴茎短而细,如未成年状。不能进行正常的性行为,因而也就没有生育能力。健康成年男子的阴茎,在松软状态时长 5～10cm,勃起时可延长一倍,因人体的个体差异较大,其长短也有较大的差距。本

88

症的病因与先天发育不全,或病后伤及肾脏有关,后天因素多因早婚,或少年滥施手淫戕伐太过而致。其治法以补肾益精为主,兼以其他疗法。

病因病理

武当道教医药把阴茎和睾丸称为外肾,把肾脏称为内肾。肾脏在人体为先天之本,禀受父母之精气而藏之,主人体的生长、发育和生殖。若先天禀赋不足,肾精亏虚,不但生长发育受到一定影响,外肾阴茎的发育也必受到影响而短小。又若青少年肾精渐耗,不但于生长发育不利,而阴茎睾丸也不得肾精之濡养,发育不良而致阴茎短小。

辨证论治

主证:主要表现为阴茎明显短而细,或伴有性功能障碍,男性体征逐渐退化,阴毛稀少,精神不振,性欲减退,乏力,脉细弱。

治则:补肾益精。

方药:鹿角胶 10g、鹿角霜 10g、菟丝子 10g、柏子仁 15g、熟地黄 20g、肉苁蓉 20g、阳起石 10g、附子 10g、黄芪 20g、当归 15g、枣仁 20g、巴戟 10g、淫羊藿 10g。

用法:水煎服,每日 1 剂。

本法对后天各种原因引起者,有一定效果,若属先天性疾病,治疗比较困难。

第八节　缩阳证治

概说

缩阳症是指阴茎或阴囊收缩,伴少腹拘急疼痛的一组综合征候。发病以青壮年居多。《灵枢·经筋》篇云："足厥阴之筋……上循阴股,结于阴器,伤于寒则阴缩之"。近代秦伯未氏认为:"阴茎或阴囊收缩,在寒证和热证均能出现。"临床似以寒证较为多见。

病因病理

本症多因肾阳虚衰或感受寒邪所致。《素问·至真要大论》说:"诸寒收引,皆属于肾"。二阴为肾所主,肾阳虚惫,命门火微,阴寒内生,寒性收引、凝滞,致使宗筋拘急挛缩,睾丸上提抽痛。或衣着失宜,冒雨涉水,寒邪侵袭,客于肝肾经脉,以致气血凝闭,前阴收缩,少腹冷痛。倘若肾气素虚,又卒感寒湿之邪,则本症更易发生。

辨证论治

一、肾阳不足

主证:时发阴茎收缩抽痛,睾丸上提,阴囊皱缩,少腹冷痛,兼见面色苍白,形寒肢冷,腰膝酸软,舌胖苔白,脉沉迟。

治则:温补肾阳。

方药:巴戟天 10g、仙灵脾 10g、附片 10g、肉桂 6g、枸杞 20g、山茱萸 10g、熟地 20g、小茴香 10g、川牛膝 10g、乌药 10g、橘核 10g。

用法:水煎服,每日 1 剂。

二、寒滞肝脉

主证:起病急骤,阴部发冷,小腹拘急,睾丸上提,阴茎内抽痛,甚则全身发冷寒战,苔白而润,脉弦紧。

治则:温经散寒,理气止痛。

方药:小茴香 10g、乌药 10g、当归 20g、枸杞 20g、肉桂

10g(或桂枝)、沉香 10g、吴茱萸 6g、橘核 10g、荔枝核 10g、元胡 10g、生姜 10g。

用法:水煎服,每日 1 剂。

特 效 方

一、白酒冲胡椒治缩阳

方药:白酒(53 度以上)适量,胡椒 50 粒。

用法:白酒用水温热,冲研碎的胡椒粉,趁热一次服用。

二、白酒辣椒河虾治缩阳

方药:白酒(53 度以上)适量,红尖辣椒 3～5 个,鲜河虾 100g。

用法:先将辣椒、河虾洗净,加姜炒熟,饮酒吃虾。

三、烤老姜治缩阳

方药:老姜 20g

用法:将老姜去皮,火上烤热,塞入肛内(外用布包,并系一绳),凉后拉出。

四、老姜吴萸治缩阳

方药:老姜 150g,吴萸 50g。

用法:将老姜、吴萸一同捣碎如泥,加入 95 度酒精 30ml 一同炒热,装入布袋,趁热敷在会阴。

五、老姜葱白治缩阳

方药:老姜 100g,葱白 150g。

用法:将二药捣如泥,加入 95 度酒精 30ml,炒热外敷会阴部。

第九节　腰痛证治

概说

腰为一身之要,内藏两肾,是足太阳膀胱经和足少阴肾经必经的要道,又是督脉循行、带脉环绕的部位。因此,腰痛是多种疾病所引起的常见而重要的症状。《素问·脉要精微论篇》云:"腰者,肾之府,转摇不能,肾将惫矣。"强调腰痛与肾脏的密切关系。

现代医学的肾脏疾病、风湿病、类风湿病、腰肌劳损、急慢性腰椎骨质性病变、急性外伤、坐骨神经炎等均可引起腰痛。

病因病理

一、寒湿侵袭

劳动汗出,冒雨涉水,湿衣着身,或衣被单薄,当风受寒,或久居阴冷潮湿之地,以致寒湿邪气侵袭肌肤,阻闭经络,气血不畅,发为腰痛。

二、湿热内蕴

长夏时节,湿热交蒸,或寒湿郁久化热,或过食辛辣肥甘,运化不及,酿生湿热,湿热稽留,经络闭阻,而致腰痛。

三、气滞血瘀

跌仆闪挫,弯腰作业,强力负重,体位不正,损伤肌肉筋骨,或腰病日久,正气虚衰,气血运行不利,瘀血阻闭经络,均可导致腰痛。

四、肾虚精亏

素体薄弱,久病体虚,或劳欲过度,年老精血亏耗,以致肾精不充,腰失濡养,发为腰痛。《证治准绳》说:腰痛"有风、有湿、有寒、有热、有挫闪、有瘀血、有气滞、有痰积,皆标也,肾虚其本也"。

必须说明,上述病因往往夹杂交错或互为因果。如寒湿久留,可致血瘀或出现肾虚证,肾虚之体又易感受寒湿之邪。临证当明主次缓急,方不致误。

辨证论治

一、寒湿腰痛

主证:腰部冷痛,有沉重感,转侧不利,卧而不减,阴雨天发作或加剧,舌苔白腻,脉沉迟。

治则:散寒祛湿,温通经络。

方药:白术 15g、茯苓 10g、干姜 10g、甘草 6g、桂枝 10g、独活 10g、桑寄生 20g、川牛膝 10g、威灵仙 20g、木瓜 10g。

剧痛可加制川乌、制草乌;痛引下肢可加川断、狗脊、五加皮。

用法:水煎服,每日 1 剂。

二、湿热腰痛

主证:腰部坠胀疼痛,痛处伴有热感,口苦,胸闷,烦热,阴囊潮湿,小便赤涩,苔黄腻,脉濡数。

治则:清热利湿。

方药:苍术 10g、黄柏 10g、薏仁 20g、川牛膝 15g、川萆薢 10g、土茯苓 10g、防己 10g、木通 10g、海桐皮 10g。

用法:水煎服,每日 1 剂。

三、瘀血腰痛

主证:跌仆闪挫或久病伤络,腰痛如锥如刺,痛有定处,按之痛甚,俯仰转侧不利,或有血尿,舌质紫暗,或见瘀斑瘀点,脉涩。

治则:活血化瘀,理气通络。

方药:当归 15g、川芎 10g、桃仁 10g、红花 10g、赤芍 10g、延胡索 10g、炮山甲 10g、五灵脂 10g、地鳖虫 10g、川牛膝 15g、香附 10g、没药 10g。

用法:水煎服,每日 1 剂。

四、肾虚腰痛

主证:腰部酸软空痛,绵绵不已,腰膝无力,劳后加重,卧则减轻,喜捶喜按。偏阳虚者兼见面色苍白,神疲气短,形寒肢冷,舌淡苔白,脉沉弱。偏阴虚者兼见面色潮红,五心烦热,头昏耳鸣,舌红苔少,脉细数。

治则:补肾壮腰。

方药:①偏阳虚者用右归丸加减:熟地 20g、山药 10g、山茱萸 10g、枸杞 15g、杜仲 20g、菟丝子 10g、熟附子 10g、鹿角胶 10g、狗脊 10g、川断 10g。

②偏阴虚用左归丸加减:熟地 30g、山药 10g、枸杞 10g、山茱萸 10g、川牛膝 10g、菟丝子 10g、龟胶 10g、桑寄生 10g、杜仲 10g、女贞子 20g、旱莲草 20g。

用法:水煎服,每日 1 剂。

针灸治疗

取穴:肾俞、命门、志室、夹脊、环跳、委中、殷门、阳陵泉、阿是穴。

方法 1:消毒皮肤,选准穴位,用标准针具,一次取 2～4 穴,每日或隔日治疗一次,也可采用电针治疗。

方法 2：取穴：孔最穴。

方法：选准穴位，清毒皮肤，3 寸半毫针刺入穴位，沿小臂尺，桡骨外缘刺入 3 寸，针尖稍向上，用平补平泻手法。对急性腰扭伤，可达到 1 ~ 3 分钟痛止的效果。若留针5 分钟仍无效者，改用其他方法。

方法 3：取穴，手针腰痛穴（两个穴）。

方法：清毒皮肤，选准穴位，用 2 寸毫针刺入穴位，两个穴位的针尖均向内上方，平补泻手法 2 ~ 3 次。一般对急性腰扭伤，1 ~ 2 分钟痛止，留针 3 分钟无效，改用其他方法。

方法 4：取穴：人中穴。

方法：消毒皮肤，选准穴位，用 1 寸毫针刺入穴位，针尖向上，用较强手法捻转两次，腰痛即止，留针 3 分钟无效者，改用其他方法。

特效手法

一、悬吊推捻法

患者双手抓住一横木杠，两手间距 60cm 左右，脚不沾地，助手压住患者双手，勿使松脱，术者站其后，沿脊柱两侧由上而下推捻，遇有肌肉改变处，加重力量。3 遍为 1组，2 ~ 3 组可愈，可配合贴胶布法。

二、阴谷穴指压法

双手拇指按压两侧阴谷穴，每次压 10 分钟，急性 1 次／日，慢性 2 次／日，力度以患者能忍受为度。

三、五穴镇痛法

五穴即手扶、殷门、后心穴、手穴、足穴。

注：后心穴在胸 6 ~ 8 椎体棘实旁开 0.5cm，向下压向

外推,禁止向内推,中午、傍晚此穴禁用。

手穴:腕横纹背侧的腰痛穴。

足穴:足小趾外侧距甲板 0.1cm 处,用切压法 5～10 分钟。

四、持续移位推法

沿与肌腱走行垂直方向,把压痛点处的软组织推移开,维持此状态 30 秒钟,再理顺 3 遍,重复 3 遍为一次,1 次／日。

五、任脉点按法

1.定位:与腰痛点对应腹部位置。

2.患者用腹式呼吸,呼气时顺势下按,保持片刻,突然松开,以有明显发凉为准。

3.轻揉腹部结束。

六、调息推颤法

1.选好痛点,吸气时顺式下按。

2.憋气按压不动。

3.呼气一快速点颤,推动,6～10 次为一遍。

要求:深部胀痛,皮肤不痛。

七、捏拿昆仑、太溪穴

患者站在床上,两手扶横杠站稳。术者以两手拇指掌关节相对,用力捏拿,患者可活动腰部 10～15 分钟。

八、腰前屈受限法

捏拿:中脘穴,患者向前弯腰,让术者双手抓住中脘皮肤提起 3～5 分钟。

九、直腿抬高受限

按压尺泽 3 ~ 5 分钟,患者在术者帮助下,抬起一腿,术者揉坐骨结节 3 ~ 5 分钟。

十、咳嗽弹拨法

找准脊椎棘突上压痛点。患者咳嗽左右弹拨 3 ~ 5 次。理顺 3 ~ 5 次。

十一、提腋调息法

患者坐位,医者立其后,双手从腋后插入,交叉于患者前胸。吸气时上提,呼气时快速放松 3 ~ 5 遍。自由呼吸拍背 3 ~ 5 遍。

十二、推小腿肚法

用于闪腰岔气。

用手掌推小腿肚,由下向上,推 5 ~ 10 遍,双侧均推,以患侧多推。

十三、水针疗法

可选用 25% ~ 75%当归注射液 2ml,10%当归红花注射液 2ml,50% ~ 100%威灵仙注射液或徐长卿注射液 2 ~ 4ml,加等量 10%的葡萄糖液作穴内注射,每次选用 2 个穴位,每日或隔日 1 次(取穴同上)。水针一定要严格消毒,正规操作。十分注意药物的不良反应。

十四、耳针疗法

取穴:神门、皮质下、肾、腰椎或腰痛点。

方法:每次取穴 2 ~ 3 个,中强刺激,留针 20 ~ 30 分钟。

特效方

1.猪腰子 1 只,杜仲 15g,加青盐少许,煮烂,喝汤吃腰子,可治肾虚腰痛。

2.酒精、生姜、葱白各适量,捣烂外敷局部,治寒湿及外伤瘀血腰痛。

3.地鳖虫,焙黄研末,每服 3g,黄酒送下,治外伤腰痛。

4.虎杖根 500g,白酒 1500g,浸 1～2 周,适量饮服。治风湿,血瘀腰痛。

第十节　早秃证治

概说

未到老年而出现秃发称为早秃。早秃与斑秃(油风)有所区别。本病主要见于男性青壮年,尤以脑力劳动者居多。脱发一般先从额部两侧开始,逐渐向上扩展,最后侵及头顶部。轻者表现为头发稀疏,松软易脱,重者可致头发大部或全部脱落,仅枕部和两侧颞部保留少许头发,俗称"秃顶",其他部位的毛发不受影响。大多无主觉症状,部分患者可感头皮瘙痒,或兼有其他早衰表现。目前对早秃的确切病因尚不明了,一般认为与遗传、精神以及雄性激素分泌失调等因素有关。

本病在武当道教医药多属虚损范畴。《诸病源候论·毛发病诸候》篇云:"若盛则荣于须发,故须发美,若血气衰弱,经脉虚竭,不能荣润,故须发秃落。""精极……五脏气不足,发毛落。"又谓:"人有风邪在头,有偏虚处,则发秃落。"说明素体亏虚,又受风邪侵袭,尤易罹患本病。

病因病理

"发为血之余",头发的生长有赖营血的滋养濡润,营血充盛,则毛发浓密,光泽荣润。肾主藏精,生髓通脑,其华在发。盖乙癸同源,精血互生,精足则血旺,故发受养于血而根基于肾。

倘若情志不遂,忧思抑郁,劳伤心脾,则气血化生无源,毛发失于滋养;或肝郁气滞,血瘀脉阻,毛发不能受养而致脱发。又若先天禀赋不足,肾气素虚;久病伤肾,劳欲无度,肾精亏耗,或过食肥甘辛燥之品,以致火盛血热,化燥伤阴,或风热之邪乘虚侵扰高巅,均可导致毛发失养,枯槁无华,脱落不生,出现早秃早衰之落。

辨证论治

一、气血两虚

主证:面色苍白或萎黄,少气懒言,神疲体倦,多汗自汗,头昏眼花,心悸失眠,头发松软无华,易于脱落,舌淡苔白,脉细弱。

治则:气血双补,佐以益肾。

方药:当归 20g、熟地 20g、白芍 15g、黄芪 20g、人参 10g、党参 20g、炙甘草 10g、茯苓 10g、肉桂 6g、陈皮 10g、五味子 10g、何首乌 30g、阿胶 10g、炒白术 10g。

用法:水煎服,每日 1 剂。

二、心肾不交

主证:虚烦不寐,心悸健忘,头发脱落,或伴头皮瘙痒,口燥咽干,潮热盗汗,腰膝酸软,舌红少苔,脉细数。

治则:滋阴降火,交通心肾。

方药:当归 20g、生地 20g、黄连 10g、麦冬 20g、酸枣仁 20g、柏子仁 20g、炙远志 15g、丹参 30g、枸杞 20g、何首乌

30g、侧柏叶 10g、天麻 10g、白蒺藜 10g、肉桂 3g(后下)。

用法:水煎服,每日 1 剂。

三、肝肾不足,血虚风热

主证:头晕目眩,健忘耳鸣,须发早白,脱落稀疏,或多屑瘙痒,精神萎顿,腰膝无力,未老先衰,舌红,脉细。

治则:补益肝肾,养血祛风。

方药:何首乌 30g、当归 20g、淮牛膝 20g、补骨脂 10g、菟丝子 10g、黑芝麻 10g、熟地 20g、紫河车 10g、侧柏叶 10g、苦参 10g、桑葚子 20g、枸杞子 20g、防风 10g、白芷 10g。

用法:水煎服,每日 1 剂。

四、肾阳虚衰

主证:面色苍白,精神萎靡,畏寒肢冷,须发早白,脱落秃顶,或兼阳痿滑泄,小便清长,夜尿频数,舌淡胖嫩,苔白,脉沉细无力。

治则:温补肾阳,养血益精。

方药:巴戟天 10g、菟丝子 10g、肉苁蓉 20g、仙灵脾 10g、山茱萸 10g、枸杞 20g、熟地 10g、当归 20g、制首乌 30g、熟附子 10g、鹿角胶 10g、核桃仁 10g、黑芝麻 10g、肉桂 6g(后下)

用法:水煎服,每日 1 剂。

无论何种证型的早秃,均应学会减轻自己思想压力,保持精神愉快,少食油腻及辛辣食品,注意头发护理,少用过热的水洗头,洗头剂应用碱性较低产品。建议洗净头后,再用白醋溶液清洗一次头发,平时应用牛角梳,早、晚各梳头一千次左右,并可配合全头按摩,脱发处可外搽补骨脂酊、侧柏酊、生姜汁,有利头发再生。

特效方

方药:制首乌 150g、熟地 150g、当归身 100g、枸杞子 100g、桑葚子 100g、小黑豆 150g、黑芝麻 100g、白菊花 100g、白蒺藜 100g、羌活 100g、侧柏叶 100g、明天麻 100g。

共研细面,每次 10g,温开水冲服,每日 2～3 次。

第十一节　乳疬证治

概说

乳疬又称乳节、乳核。本病以男性乳房单侧或双侧结有肿块,疼痛或不痛为主症的疾患。现代医学称本病为"男性乳房发育症",多认为与体内雄激素水平低下,雌激素绝对或相对过多有关。祖国医学对本病也有详细记载,如《外科正宗·乳痈论》云:"男子乳节与妇人微异,女损肝胃,男损肝肾,盖怒火房欲过度,此肝虚血燥,肾虚精怯,血脉不得上行,肝经无以营养,遂结肿痛。"不仅说明男性乳疬与女性乳疬的不同,并且在病因病理上作了较详细的论述。乳部乃肝、胃、肾、任脉四经所过,故此四经脉机能失常,均与本病有密切关系。

病因病理

一、肝气郁结

肝为藏血之脏,体阴用阳,喜疏泄条达而恶郁滞。七情所伤,郁怒伤肝,疏泄失常,致肝气郁结,气滞则血瘀,经脉瘀阻而发乳疬。

二、肝肾阴虚

肾主藏精,五脏之本,生命之源,宜藏不宜泄。房事过度或久病及肾,伤及肾精。因精能生血以养肝,肾精不足无以养肝,肝阴也虚,疏泄功能失常,气血瘀阻遂结乳病。

辨证论治

一、肝气郁结

主证:单侧或双侧乳房结有肿块,按之疼痛,表面无红热感,伴胸胁胀满,情绪不畅,或纳呆失眠,苔白脉弦。

治则:舒肝解郁,消肿止痛。

方药:柴胡 10g、赤芍 15g、当归 15g、白术 10g、郁金 10g、橘核 10g、丹参 20g、生牡蛎 20g、贝母 10g、鹿角霜 10g、川楝子 10g、甘草 10g。

用法:水煎服,每日 1 剂。

二、肝肾阴虚

主证:单侧或双侧乳房结有肿块,痛或不痛,头昏,腰膝酸痛,心烦,口干,潮热,舌红苔薄,脉细数。

治则:补肾益精,和阳通结。

方药:沙参 15g、麦冬 20g、生地 20g、白芍 20g、枸杞 20g、川楝子 10g、元参 20g、柴胡 10g、郁金 10g、丹参 30g、夜交藤 30g、鹿角霜 10g。

若阳虚者可用阳和汤合十全大补汤加减治之。

用法:水煎服,每日 1 剂。

此证若用药物治疗效果不好者,可请西医做手术治疗。

第十二节　梅毒证治

概述

梅毒是指由梅毒螺旋体感染引起的一种全身性传染病，古称"霉疮"，俗称"杨梅疮"。

发病原因

一、气化传染

所谓气化传染，即非性交传染，由接触被梅毒不洁之气污染的衣裤、毛巾、食具等，或与身患杨梅疮者同厕，接吻、同寝、共食、握手等，招致毒邪侵入人体。此外，因输入了梅毒患者的血而感染者，亦作非性交传染。

二、精化传染

所谓精化传染，即性交传染，因与梅毒患者进行性交，毒气乘肝肾之虚而入所致。绝大多数患者均由精化传染而得。由于不洁性交，阴器直接感受梅毒之气，乘精泄之时，毒邪直入肝肾，深入骨髓，侵入关窍，则患病。

三、遗毒染受

小儿罹患本病则系先天遗毒于胞胎所致，有禀受与染受之分。禀受者，是父母先患梅毒，而后结于胎元；染受者，是先结胎元，父母后患梅毒，毒气传于胎中所致。但无论禀受或染受，均是毒邪陷入营血，内传胎元而成，武当道教医药称为"遗毒"。

总之，梅毒之成，内因脾肺气虚，肝肾亏损，或胎儿禀受杨梅毒邪，化热生火，外攻肌表，内伤脏腑。外发肌表者，可见骨节酸痛；侵于阴器者，则生疳疮；生于喉，可致喉烂；蚀于口鼻者，可致鼻塌唇缺；攻于脏腑，则危及生命。

辨证论治

一、疳疮

主证：前后阴(如冠状沟、阴茎头、肛门等)或眼睑，口唇、乳房等处出现粟粒样丘疹或硬结，漫肿焮红，疮如水晶，皮肤呈紫红色，破后成溃疡，并无脓水，四周坚硬凸起，形如缸口，中间凹陷成窝，基底平坦清洁，无痛痒感，常为单发，亦可多发，舌红，苔黄，脉滑数。

治则：清热解毒，疏风除湿。

方药：麻黄 15g、大黄 10g、威灵仙 15g、金银花 30g、羌活 15g、白芷 15g、蝉蜕 10g、皂角刺 15g、穿山甲 15g、防风 20g、白鲜皮 20g。

用法：水煎服，每日 2 次，每次 200ml。

二、梅疳

主证：发于疳疮之后，部位在腰腹部一侧或两侧。初起形如杏核，渐大如鸡卵，色白坚硬而不痛，皮与核不相粘连，极少破溃，存在时间长短不一，短者数月，长者数年，若经治疗可迅速消失。偶尔可有红肿灼痛乃至破溃者，溃后有脓，味臭，疮口成空壳状。

治则：散滞行瘀，清热解毒。

方药：穿山甲 15g、大黄 10、僵蚕 15g、生甘草 15g、当归 20g、乳香 15g、没药 15g、土茯苓 30g。

用法：水煎服，每日 1 剂，每日 200ml。

三、杨梅疮

主证:病发于感染梅毒后 10 周左右,起病先有发热、骨节酸痛、头痛、咽痛等症状,3 ~ 4 日后,先见于胸部,继而腰腹、四肢屈侧、颜面及颈部,手部出现皮疹,皮疹出现后全身症状消失。皮疹形态各异,或色如黄蜡,破烂肉翻者,称花杨梅;或形如赤豆,嵌入肉内者,叫杨梅豆;或形如风疹者,称杨梅疹;或先起红晕,后起斑片者,叫杨梅斑等。一般无痛痒感,或有轻微瘙痒,经 1 ~ 2 个月皮疹自愈。

治则:解毒活血,托毒外出。

方药:土茯苓 100g、川芎 15g、桔梗 15g、黄芪 50g、赤芍 25g、大黄 15g、生甘草 15g、广角(水牛角)100g、生地黄 25g、金银花 50g、连翘 15g、黄连 10g、竹叶 10g。

用法:水煎服,每日 1 剂,每日服 2 次,每次服 200ml。

四、杨梅结毒

主证:病发于梅毒后期,随处可发,发无定处。生于皮肤者,局部渐肿起,小如豌豆,大如胡桃,皮变褐色,但无痒痛,少者数个,多者数十个不等,破溃后疮面凹隐,边缘整齐,溃面糜烂不堪,经年累月,难以收口。发于口鼻者,可形成唇缺鼻塌,硬腭穿孔与鼻腔相通。发生于骨关节者,筋骨疼痛,损筋伤骨。若侵犯脏腑,可危及生命。

治则:解毒消瘀,扶正固本。

方药:黄芪 30g、党参 25g、大黄 10g、穿山甲 15g、当归 15g、僵蚕 15g、蜈蚣 2 条。

用法:水煎服,每日 1 剂,每日服 2 次,每次 200ml。

五、小儿遗毒

主证：一般在婴儿出生后 3 周至 3 个月之间发病。表现为消瘦，皮肤干枯，口角发生放射性皲裂，手掌、足底都可有光亮斑片及大小疱，臀部皮肤剥落，形成烂斑，鼻孔肿胀，有脓血性鼻涕，呼吸、吮乳困难。如不治疗，可致鼻塌陷，膝及踝关节附近可发生肿胀和剧痛，运动受限。

治则：解毒消热，滋补肝肾。

方药：熟地黄 10g、山药 10g、山茱萸 10g、牡丹皮 5g、泽泻 5g、茯苓 5g、土茯苓 15g、金银花 10g、板蓝根 10g、蒲公英 10g。

用法：水煎服，每日 2 次，每次 200ml，送服紫金锭。

其他疗法

一、中药验方

1. 土茯苓 50～100g、金银花 20g、威灵仙 15g、白鲜皮 15g、生甘草 10g、苍耳子 15g。加水 800ml 煎至 400ml，每日 1 剂，分早、中、晚 3 次服完，连服 2 个月为 1 个疗程。

2. 黄柏 15g、茯苓 50g、生甘草 15g、栀子 15g、肉桂 5g。每日 1 剂，水煎服，每日 2 次，每次 200ml。

3. 知母、贝母各 25g，僵蚕、穿山甲各 5g，大黄 15g。每日 1 剂，水煎服，每日 2 次，每次 200ml。

4. 生黄芪 150g、生甘草 10g。每日 1 剂，水煎服，每日 2 次，每次 200ml。

5. 金银花 15g、白芍 20g、马鞭草 20g、生黄芪 75g、蒲公英 20g、陈皮 5g、白术 15g。每日 1 剂，水煎服，每日 2 次，每次 200ml。

6.玄参 90g、麦门冬 50g、生甘草 30g、丹皮 15g、桔梗 15g、金银花 90g、天花粉 10g。每日 1 剂,水煎服。

7.玄参 30g、生甘草 10g、金银花 30g、麦门冬 15g、人参 10g、生朱砂末 1g(冲服)、当归 30g。每日 1 剂,水煎服,每日 2 次,每次 200ml。

二、针灸疗法

主要选用足三里、八髎、环跳、委中、大椎等穴。

三、外治疗法

1.白矾 20g。研末,加入香油、食盐各少许和匀,坐在无风处,取药少许涂两足心及两手心。

2.甘草、白芷、当归尾、葱白各 50g。煎洗,外擦紫金膏,用于杨梅结毒。

3.炒黄柏 90g、儿茶 30g、冰片 1g、生甘草 30g、大黄 10g、乳香 3g、没药 3g、麝香 1g、丹砂 3g。各研为极细末,和匀掺之。

四、八宝化毒丹

适应:专治下疳结毒、腐烂等症,能生肌收口。

方药:西黄 2g、珍珠 3g、人中白、琥珀、朱砂各 10g、乳钟 15g、冰片 2g,研极细末。

用法:麻油调敷,或干掺,亦可内服,土茯苓汤下。

五、十宝化毒丹

适应:治下疳,消肿提毒,兼能收功。

方药:蚌壳粉 3g,琥珀、雄精各 1g,飞朱砂 1g,净轻粉 1g,人中白 3g,西黄 0.6g,珠粉 0.3g,海浮散 2g,梅片 0.6g。

制法:各取净粉,混和,研极细末。

用法:麻油调敷或干掺患处。

六、下疳洗净散

适应:下疳肿痛。

方药:樟脑(不拘多少)、东丹(着色)少许,研极细末。

用法:麻油调敷,或干掺患处。

七、下疳散

适应:下疳腐烂作痛。

方药:儿茶 12g、三仙丹 7g、珍珠 7g、青黛 18g、西黄 7g、雄黄 24g、人中白 18g、甘石 10g、鸡蛋壳 40 个、橄榄核 60 个、冰片 1g。

制法:各取净粉,混和,研极细末。

用法:麻油调敷,或干掺患处。

八、下疳银粉散

适应:下疳玉茎溃面深大,痛痒滋水淋沥。

方药:水银 100g、好锡 64g、轻粉 1.5g、朱砂 3g、铅粉 2g、梅片 0.9g,上药共研细末。

用法:麻油调敷,或干掺患处。

九、三仙丹

适应:治下疳腐烂。

方药:升丹 0.9g、橄榄核炭 0.9g、梅片 0.3g,研极细末。

用法:麻油调敷,或干掺患处。

十、月白珍珠散

适应:治下疳皮损腐烂,痛极难忍。

方药:青黛 1.5g、轻粉 3g、珠粉 0.3g。

制法：珍珠入豆腐内煮数滚，研至极细，无声为度，再入青黛、轻粉细末和匀，瓷瓶收。

用法：先用甘草煎汤洗净，用药粉干掺患处。

十一、西黄下疳散

适应：下疳肿烂，疼痛。

方药：西黄 1g、煅儿茶 12g、人中白 18g、雄黄 24g、青黛 3g、甘石 18g、白螺蛳壳 18g（煅）、梅片 1g，研极细末。

用法：麻油调敷，或干掺患处。

十二、旱螺散

适应：清热收燥，治下疳肿烂。

方药：白螺蛳壳（煅）32g、青果核（煅）20 粒、扫盆 12g、冰片 0.5g。

制法：各取净粉，混和，研极细末，无声为度。

用法：麻油调敷，或干掺患处。

十三、珍珠下疳散

适应：生肌收口，清热化毒。

方药：珍珠、黄连、黄柏、五倍子、象牙屑、儿茶、淀粉、轻粉、乳没各等份，研极细末。

用法：麻油调敷，或干掺患处。

十四、黑灵丹

适应：主治下疳，清热消肿。

方药：橄榄核（煅存性）32g、冰片 0.6g，研极细末。

用法：麻油调敷，或干掺患处。

十五、结毒灵药

适应：结毒腐烂。

方药:水银 32g,朱砂、硫黄、雄黄各 10g。

制法:共研细末,入瓷罐内,用盐封泥固,用铁盏紧封口,其火候俱按红升丹之炼法,炼制,盏底有灵药约 45g,另加扫盆等分研细。

十六、琥珀如意散

适应:治下疳肿痛。

方药:炉甘石 8g,龙骨、石膏、没药各 7g,乳香 3g,赤石脂、生大黄、甘草、扫盆、白蜡各 7g,鳖甲(炙)10g,白芷、青黛各 5g,赤小豆 12g,地榆炭、僵蚕、琥珀各 10g。

制法:研极细末,每用药 32g,加西黄 1g、冰片 0.1g、麝香 1g。

用法:麻油调敷,或干掺。

十七、朱雀散

适应:拔毒生肌,止痛止痒。

方药:飞黄丹、凤凰衣(焙)各 3g,扫盆 0.2g,冰片 0.6g,研极细末。

用法:麻油调敷,或干掺。

十八、银膏散

适应:治男子疳疮痒痛,坤民阴唇、湿疮浸淫,脓水淋沥,红瘰肿痛,并治梅毒玉茎腐烂等症。

方药:白螺壳(取墙上白色佳煅)32g、寒水石(另研细末)7g、橄榄核(煅存性)7g。

制法:研极细末,每药 6g,临时用加冰片 0.3g。

用法:麻油调敷或干掺。

第十三节 尖锐湿疣证治

概述

尖锐湿疣又称阴部疣、性病疣等,由性接触而传染播散。临床以阴茎头部(女性为外阴)发生散在或密集的淡红色的疣状增生为主要特征。本病在国外患病率较高,国内的患病率呈增加趋势,仅次于淋病。

发病原因

由房事不节,寻花问柳,感受秽浊之毒而发。房劳伤精,秽浊败毒乘虚侵入,下注阴器,蓄毒而发。浊毒与痰湿蕴积,故见疣状增生,湿、毒、热互结,表面溃烂、流水,甚则出血。

现代医学研究表明,本病由感染人类乳头状瘤病毒Ⅰ型、Ⅱ型、Ⅳ型引起,主要通过性接触而传染,接触污物也可造成间接接触传染。

辨证论治

一、湿热下注

主证:阴茎龟头可见乳头样增生,质脆软,易出血,糜烂渗液,有臭味,小便黄,舌苔黄腻,脉弦数。

治则:清热利湿解毒。

方药:苦参 30g、田基黄 20g、板蓝根 40g、白花蛇舌草 40g、龙胆草 20、栀子 15g、黄芩 15g、柴胡 15g、生地黄 25g、车前子 20g、泽泻 15g、当归 15g、丹参 25g。

用法:水煎服,每日 1 剂,每日 2 次,每次 200ml。

二、火毒蕴积

主证:阴茎龟头可见疣状增生,包皮下积有脓汁,有恶臭,自觉疼痛,小便黄赤,大便干结,舌质红,苔黄,脉数。

治则:清热解毒。

方药:黄连 15g、黄芩 15g、黄柏 15g、栀子 15g、萆薢 20g、薏苡仁 30g、防己 15g、牛膝 15g、当归 20g、牡丹皮 15g、半枝莲 25g。

用法:水煎服,每日 1 剂,每日 2 次,每次 200ml。

其他疗法

一、局部洗浴

百部、苦参、土茯苓、蛇床子、黄柏、白鲜皮等各适量,煎液洗浴患部,每日 2～3 次,每次 30 分钟。适用于初起者。

二、药物外搽

50%氟尿嘧啶霜、液体酚等药物外搽,适用于散在、损害少者。

三、激光治疗机治疗

适用于损害大、多发者。激光治疗机对组织损伤范围小,效果好。

四、手术切除

尖锐湿疣巨大者,可局麻下行手术切除。

医家提示

有以下 4 点提示:①对青壮年男性(亦包括女性)加强性道德教育。②禁止性乱行为。③治疗期间,宜戒房事,不能戒绝者应使用安全套。④注意卫生,不穿他人的内衣、内裤。

第十四节　淋病证治

概述

淋病是因性接触感染淋病双球菌而引起黏膜（主要是泌尿生殖道黏膜）化脓性炎症的一种传染病。常在局部扩散感染，也可入血形成全身性或系统性感染。

淋病、尖锐湿疣、梅毒、艾滋病都属性病，但淋病患病率居性病之首。据世界卫生组织的统计与估计，全球每年淋病患者达 2.5 亿人。中华人民共和国成立前，我国一些城市的淋病患病率达 2%，目前淋病患病率在我国亦有增加趋势。

发病原因

现代医学认为，淋病为淋病双球菌所致。其传染方式有以下 3 点。

一、性接触传染

性接触是淋病主要传染方式。成人淋病 99%~100% 属于性接触传染。感染率与性乱交次数成正比。

二、间接接触感染

产妇有淋病，分娩时产道淋菌传染给产儿。

本病是主要由贪恋色情、宿娼或性关系混乱，染受秽毒，或下阴不洁，湿浊内侵，或误用被淫秽之毒污染的器具，秽浊之邪侵入溺窍、精窍，复又饮酒，多食肥甘，酿成湿热，秽毒湿热注下焦，蕴积孔窍，气血郁滞，热盛内腐，故产生一系列精、溺之窍受累的症状。若治之失时，或处理不当，秽毒久羁，湿热不解，迁延难愈，反复发作，伤精耗精,以致肝肾阴虚,相火妄动。久之,阴损及阳,肾气受损,亦可表现为肾虚之证。总之,病变部位在窍口及中下二焦,与肝、肾、膀胱等脏腑有关。急性期秽毒湿热为患,属实;慢性阶段有虚证的表现,但其虚证之因乃秽毒湿热迁延所致。

辨证论治

一、肝经湿热

主证:尿窍口时有黄色黏稠秽物流出,窍内发痒、作痛甚如刀割、火灼,胸闷脘痞,烦躁,口苦咽干,舌质红,苔黄腻,脉弦滑。

治则:清热利湿。

方药:土茯苓75g、龙胆草20g、栀子15g、黄芩15g、柴胡15g、生地黄25g、车前子20g、泽泻15g、丹参25g、白茅根20g。

用法:每日1剂,水煎服,每日2次,每次200ml。

二、下焦热毒

主证:排尿不爽,热涩刺痛,尿急,溺口有黄色黏稠脓性秽物,滴沥不尽,兼口苦口干,舌质红,苔黄腻,脉滑数。

治则:清热解毒化湿。

方药:土茯苓100g、白花蛇舌草50g、萆薢20g、黄柏15g、茯苓15g、石菖蒲15g、苍术15g、莲子心15g、丹参20g、车前子20g。

用法:每日1剂,每日2次,每次200ml。

三、阴虚火旺

主证:溺口黏稠物经久不愈,小便黄短有热感,兼有夜寐不安,咽干,五心烦热,舌质光红,脉细数。

治则:滋阴降火。

方药:龟板 15g、鳖甲 15g、苦参 25g、知母 15 g、黄柏 10g、生地黄 30 g、山茱萸 20g、山药 20g、牡丹皮 15g、茯苓 15g、泽泻 20g。

用法:每日 1 剂,水煎服,每日 2 次,每次 200ml。

四、肾气虚寒

主证:晨起溺口有稀薄黏物,全身乏力,腰膝酸软,小便频数,夜尿多,舌淡,脉沉细。

治则:温肾化浊。

方药:附子 15g、肉桂 15g、熟地黄 25g、山药 20g、山茱萸 20g、牡丹皮 15 g、茯苓 20g、泽泻 15g、土茯苓 75g。

用法:每日 1 剂,水煎服,每日 2 次,每次 200ml。

其他疗法

一、中药验方

土茯苓、苦参、地肤子各 50g,水煎,熏洗局部。

二、外治疗法

1:5000~8000 高锰酸钾溶液清洗会阴和尿道外口,同时注意要勤换内裤。

三、激光治疗

用激光治疗机照射患处,每次 20~30 分钟,每日 1 次,15 日为 1 个疗程。

医家提示

有以下 5 点提示:①严禁与患有淋病的异性进行性行为,以防止性接触而直接传染。②严禁使用淋病患者用过的衣裤、被褥、床单、浴盆、便桶、浴巾等物,以防止间接性接触而感染。③严格地约束自己的性行为,决不能贪恋色情、宿娼或性关系混乱。④参加娱乐活动或交际,应去格调高雅的正规场所,做到不饮酒或少饮酒,以免做出不应该做的事情。⑤经常保持个人下阴部的卫生,尽量不去公共场所洗浴。

四、饮食疗法

1. 蒲公英 60~100g(鲜品为 100~200g),粳米 50~100g。将上药洗净,切碎,煎了药汁,去渣,入粳米同煮为稀粥,每日 3 次温服食,3~5 日为 1 疗程。

2. 先煮粳米为粥,待粥成时加入白梅花适量,同煮 3 沸即可食。每日 2 次,空腹温热食用,3~5 日为 1 个疗程。

第十五节 阴茎癌证治

概述

阴茎癌是男性泌尿生殖系的常见癌肿之一。其发病率居泌尿生殖系肿瘤的第 2 位,仅次于膀胱肿瘤。在整个男性人群中,据统计资料表明,发病率为 0.53/10 万 ~2.57/10 万。实际上,阴茎癌在我国仍属一种比较少见的恶性肿瘤。

阴茎癌发生的主要原因与不良卫生习惯所造成的局部不清洁有密切关系。包茎和包皮过长是其主要因素,由于包皮过紧或包皮过长,包皮垢不易于排出而长期瘀积于包皮囊内,极易引起炎症感染。包皮垢和炎症长期刺激阴茎头部及包皮囊的内层,最终导致癌变。

武当道教医药认为该病的病因有二:一是肝肾素亏,

加之郁怒忧思,致使火生气结,火生则消灼阴精而造成阴精亏损,气结则痰生而痰气交结,痰、火、气结相互作用,易生癌瘤,此为内因;二是外感浊腻垢秽,久积不散,易致癌变,此为外因。故此,内外相合,遂生癌瘤。临床常见症状有以下几个特点:

1.多见于 40~60 岁,有包茎或包皮过长者。

2.开始表现为硬块或红斑,突起小肿物和经久不愈的溃疡,由于包皮掩盖不易被发现,以后有血性分泌物自包皮口流出,肿瘤可突出包皮口或穿破包皮呈菜花样,表面坏死,渗出物恶臭。肿瘤继续发展可侵犯全部阴茎和尿道海绵体。

3.就诊时常伴有附近淋巴结肿大。

诊断要点

40 岁以上常见,在冠状沟附近发生丘疹、红斑、乳头状至菜花状肿物,继而发生坏死、感染,有臭味,腹股沟淋巴结可因感染或转移而肿大,一般不影响排尿。

有包皮过长或包茎,继而发生肿物,较易诊断。早期诊断有困难时可做活检证实。淋巴结转移时质地硬,而感染时压痛明显,难点在于有时两者同时存在,故必要时也需做活检。

辨证论治

一、湿热下注

主证:龟头有恶臭性分泌物,局部肿块或有破溃,纳差食少,身体困倦,口渴不思饮,小便疼痛,舌体胖大,苔白腻中黄,脉滑数。

治则：清热利湿。

方药：八正散加减：萹蓄 30g、二花 30g、车前草 30g、马鞭草 30g、萆薢 10g、牛膝 15g、黄柏 15g、瞿麦 30g。

有发热者加蒲公英 30g、天葵 15g、野菊花 30g。

用法：每日 1 剂，水煎服。

二、正虚毒蕴

主证：龟头肿块，破溃后有脓臭性分泌物，包皮内瘙痒、灼痛等，头晕目眩，失眠多梦，腿软肢肿，舌体胖大或偏瘦，脉沉细或沉缓。

治则：补脾益肾，利湿解毒。

方药：偏于脾虚者，异功散加减：党参、白术、茯苓、陈皮各 15g，薏苡仁、赤小豆各 30g，黄芪 10g。

偏于肾虚者，五子衍宗丸加减：菟丝子 30g，金樱子 15g，枸杞子、五味子各 30g，车前子 15g。

用法：每日 1 剂水煎服。

其他疗法

一、治法

1.六方藤 50g，水煎服。

2.鲜菱角 18g，猪秧秧（锯锯藤）30g，桂花、金银花、桂圆肉、青梅、青橘皮各 10g，红糖 120g。将菱角去皮后，用开水焯一下，猪秧秧洗净切段。猪秧秧、金银花、青橘皮下入锅内加清水 500g 煎汁。去猪秧秧、金银花、青橘皮不用，放入红糖，待糖完全溶化后，放菱角煮熟，再放入桂花、桂圆肉、青梅略煮片刻即可食用。

3.菝葜 120g，水煎服。

4.生黄芪、沙参、肉苁蓉各 30g,当归、山萸肉、白术、淮山药、茯苓各 10g,生地 15g。水煎,日 1 剂,分 2 次服。

5.乌梅 27 枚,卤水 1000ml。上 2 味放入砂锅或搪瓷缸内,煮沸后小火持续 20 分钟左右,放置 24 小时过滤备用。每日服 6 次,每次服 3ml。

6.知母 15g,黄柏、杭白芍、莪术各 10g,生地、玄参、女贞子、旱莲草、丹参、白英、龙葵、藤梨根各 20g,花粉、白花蛇舌草各 30g。水煎,每日 1 剂,分 2 次服。

7.草河车、白花蛇舌草、鳖甲各 30g,半枝莲 15g,桃仁 9g,红花 6g,白糖适量。前 6 味(即草河车、白花蛇舌草、鳖甲、半枝莲、红花、桃仁)洗净,装入纱布袋内,扎紧袋口。放入沙锅内,加水适量,用大火烧沸,转用小火熬煮,每 20 分钟取煎熬药汁 1 次,加水再煎熬,共取 3 次药汁,合并汁液。将合并的药汁液,加入白糖,以小火煎熬浓缩至稠,即可服饮。每日分 2 次服,连服 10 ~ 15 天。

8.党参、白术、黄芪各 10g,云茯苓、陈皮各 15g,苡仁、赤小豆各 30g。水煎,每日 1 剂,分 2 次服。

9.马齿苋 120g,水煎服。

10.龙胆草、黄柏、知母、柴胡、栀子、木通、半枝莲、莪术、马鞭草、石见穿各 10g,夏枯草、龙葵各 20g,白芍 30g,紫草、干蟾皮各 15g。水煎,每日 1 剂,分 2 次服。

11.血竭、白芍各 10g,象皮、枯矾、青黛各 15g。上药共研细末,装入胶囊。每日 2 次,每次 2 粒。

12.鲜大蓟 2500g,鲜茅根 500g,鲜芦根 500g,白糖粉 500g。大蓟、茅根、芦根洗净切碎装入纱布袋内,扎紧袋口,放入锅内加水适量,在大火烧沸,转为慢火煎 1 小时,去药袋留汁液,再煎煮浓缩至稠黏欲干时,停火待温。在浓缩的药汁内,加入白糖粉,拌匀晾干后,压碎装瓶备用。每次取 20g,用开水冲饮,每日 3 次,连服 10~15 天。

13.土茯苓 60g,金银花 12g,威灵仙、白鲜皮各 9g,甘草 6g,苍耳子 15g。水煎,每日 1 剂,分 2 次服。另用茶叶加食盐适量煎汁后,供局部冲洗。

14.土茯苓、半枝莲、银花、薏苡仁、甘草各 30g,蜈蚣 3 条,白僵蚕、当归、赤芍各 10g。水煎,每日 1 剂,分 2 次服。

15.活蟾蜍 5 只,黄酒 500g。2 味共蒸 1 小时,去蟾蜍取酒,每日服 3 次,每次 10ml。

16.淡竹叶 60~100g。水煎服。

17.瞿麦、萹蓄、金银花、车前草、马鞭草各 30g。水煎,每日 1 剂,分 2 次服。

18.红粉 10g,轻粉 6g,水银 3g,红枣 10 枚。上药共研细末为丸,如绿豆大,每日服 1 丸,不可超过 2 丸。

19.龙葵、白芍、土茯苓、丹参、半枝莲、仙鹤草各 30g,蛇莓、葎草、草河车、山豆根、知母、黄柏各 20g,当归、萆薢、莪术各 10g。水煎,每日 1 剂,分 2 次服。

二、治法

1.猪秧秧煎汤外洗,不拘时量。

2.马钱子、附子、密陀僧各 6g,枯矾、硇砂、雄黄各 15g,鸦胆子、青黛各 10g,轻粉 3g。将药物细末适量撒于肿瘤局部,周围用凡士林纱条保护正常组织,每日换药 1 次,连用 5 次。观察局部,若肿瘤未全消尽,仍可再用。

3.白及、象皮、紫草各 15g,炉甘石 15g,三仙丹 5g。上药共研细粉。取上药粉撒布于癌瘤消失的创面,有生肌收敛作用。

4.五虎丹结晶 1.2g,蟾酥、红娘、斑蝥(去头足)干粉末各 0.5g,洋金花粉末 1g。撒于疮面。

5.水银、响锡各 60g,炉甘石 150g,铅粉 90g,轻粉 30g,冰片 15g。上药研粉末,撒于疮面,每 2 天换药 1 次。

6.鸦胆子肉、朱砂、砒石、草乌各 6g,雄黄、轻粉各 9g,硼砂、枯矾各 30g,麝香 15g,冰片 3g,三仙丹 5g。上药混合,共研细末。先行包皮环切术,以暴露肿瘤,再将上药粉均布在癌瘤局部,并敷以凡士林纱条,每日或隔日 1 次。待癌瘤枯萎脱落后,局部用盐水纱条敷盖,视癌瘤脱落是否彻底,酌情再次应用。

第十六节　睾丸癌证治

概述

睾丸癌分为原发性和继发性两类。后者极为罕见,原发性的睾丸肿瘤可以在睾丸本身及睾丸鞘膜发生,多属恶性。由睾丸本身发生的肿瘤可分为生殖细胞肿瘤和非生殖细胞肿瘤。睾丸肿瘤占泌尿生殖系统肿瘤的 3%~9%,占男性恶性肿瘤的 1%~2%,所发病率为 1/10 万 ~2/10 万,是男性 20~34 岁间一种最常见的恶性肿瘤之一。

睾丸的生殖细胞肿瘤分为精原细胞瘤和非精原细胞瘤,其中精原细胞瘤最为常见,占睾丸生殖细胞肿瘤的 35% ~ 40%;非精原细胞瘤包括胚胎癌、畸胎癌和绒毛膜上皮癌。除绒毛膜上皮癌外,生殖细胞肿瘤最初转移主要是通过淋巴系统,腰淋巴结是淋巴转移的第一站,髂淋巴结是第二站。睾丸肿瘤的淋巴转移通过胸导管引流到血运中,在血行转移中最常见的是肺转移,依次则是肝、脑、骨。绒毛膜上皮癌的特点是早期及明显的血行转移。

武当道教医药认为,该病主要是由于湿毒内蕴,下注肾子,致使肾子脉络瘀滞,湿瘀毒互结,发为睾丸癌。后期则因湿毒久恋,致使肝肾亏虚,气阴两伤。临床常见症状有以下几个特点:

1.睾丸增大为最早症状,常无自觉症状。隐睾发生的肿瘤则难于早期发现,出现腹部肿块时瘤体已很大。

2.睾丸增大,实性并有沉重感为其特点,一般均呈均匀胀大。但发生在附睾头附近的肿瘤,由于该处坚韧的白膜不完整,故可触及肿块而非整个睾丸胀大,易被误诊为附睾肿物。

诊断要点

1.依据临床表现。

2.血和尿内促性腺激素的测定有助于诊断,淋巴造影可诊断淋巴转移。

辨证论治

一、肝郁痰凝

主证:睾丸肿硬胀满,或见下肢浮肿,或睾丸肿甚而皮肤破溃、出血、腥臭,烦躁易怒,胁肋胸脘胀痛或窜痛。舌体胖,舌质暗红,苔厚腻,脉弦滑。

治则:理气疏肝,化痰散结。

方药：柴胡疏肝散合导痰汤加减：柴胡9g、白芍10g、当归15g、枳壳12g、制南星12g、浙贝母30g、郁金10g、橘核仁10g、夏枯草30g、鸡内金15g、瓦楞子30g、昆布30g、海藻30g、乌药10g、荔枝核10g。

肝郁化火而见口渴苔黄者加沙参30g，麦冬30g，生地15g，香附12g。

用法：每日1剂，水煎服。

二、血瘀阻滞

主证：睾丸肿块，疼痛重坠，少腹疼痛，阴囊肤色青紫，面色晦暗，唇色暗红，舌质瘀斑(点)，苔薄白，脉涩。

治则：活血化瘀，软坚散结。

方药：血府逐瘀汤合桂枝茯苓丸加减：当归15g、赤芍15g、桃仁10g、红花10g、牛膝10g、香附10g、丹皮12g、桂枝9g、茯苓15g、炮山甲15g、刺猬皮15g、昆布30g、海藻30g、牡蛎30g、泽兰10g。

用法：每日1剂，水煎服。

三、肝肾两虚

主证：睾丸肿块，坠痛不适，头晕耳鸣，失眠多梦，口苦咽干，少腹胀痛，阳痿或遗精，身体瘦弱，舌质红，苔薄黄(或白)，脉细数。

治则：滋补肝肾，软坚散结。

方药：知柏地黄丸加减：熟地15g、丹皮15g、枸杞子30g、山萸肉10g、女贞子15g、菟丝子15g、黄精30g、杜仲15g、败酱草30g、鳖甲30g、牡蛎30g、昆布20g、海藻15g、丹参30g。

用法:每日 1 剂,水煎服。

其他疗法

一、内服

1.棉花根 60～120g。水煎,每日 1 剂。

2.夏枯草 200g,红糖 60g,白蜜适量。将夏枯草洗净,切碎后装入纱布袋,扎紧袋口,下入沙锅内,加水适量,大火烧沸,转用中火熬煎,每 20 分钟取煎液 1 次,加水再煎,共取煎汁液 3 次,合并煎液,加入红糖后搅匀。加入红糖搅匀的煎液,用小火煎熬浓缩,加白蜜少许,至沸停火,待冷装瓶备用。每次 1~2 汤匙,以沸水冲化饮服,每日 3 次,连服 3~4 周。

3.生地 15g,桃仁、川芎、乳香、没药、白芍、川牛膝、生大黄、萹蓄、黄柏、苍术各 10g,半枝莲、丹参、龙葵各 30g,血余炭 6g,赤芍 12g。水煎,每日 1 剂,分 2 次服。

4.菝葜、棉花根、荔枝核、八月札各 30g,延胡索 15g。水煎,每日 1 剂,分 2 次服。

5.小茴香 15g,粳米 100g,清水适量。先煎小茴香取汁,去渣,入粳米煮为稀粥;或用小茴香 5g 研为细末,调入粥中煮食。

6.山药、玉竹、莲子、百合各 20g,芡实、桂圆肉各 10g,猪排骨 300g,或整鸡 1 只,清水适量。山药、百合等六味中药加水适量,文火煎煮 30 分钟,过滤,弃除药渣,滤液中加入排骨或鸡,再加适量清水,先大火后小火,煎煮 2 小时即可。或把以上中药碾碎,用布袋扎紧,和排骨或鸡一起炖煮,食用时,把布袋捡出即可。

食肉喝汤,每次 1 小碗,每天 1 次,以上物料一般可用 4 天。

7.半枝莲、千年老鼠屎各 30g。水煎服,每日 1 剂。

8.荔枝核、棉花根各 30g,王不留行 15g,小茴香 9g。水煎,每日 1 剂,分 2 次服。

9.党参、三棱、莪术、荔枝核各 15g,白术、茯苓、半夏、青皮、橘核各 12g,陈皮 10g,夏枯草 30g,甘草 3g。水煎,每日 1 剂,分 2 次服。

10.薏苡仁、龙葵、半枝莲、白花蛇舌草、黄芪各 30g,猪苓、土茯苓、茯苓各 24g,大黄、干蟾皮各 6g,汉防己 12g,甲珠 15g。水煎,每日 1 剂,分 2 次服。

11.川楝子 10g,橘核 15g,土贝母 30g。水煎服,每日 1 剂。

12.当归、赤芍、茯苓、炮山甲、刺猬皮各 15g,桃仁、红花、牛膝、香附各 10g,丹皮 12g,桂枝 9g,昆布 15~30g,海藻 15~20g。水煎,每日 1 剂,分 2 次服。

13.生黄芪 18g,太子参、莲肉、芡实、菟丝子各 15g,丹皮 10g,泽泻、熟地、茯苓、淮山药、枸杞子、制黄精、肉苁蓉各 12g,山萸肉 9g,甘草 3g。水煎,每日 1 剂,分 2 次服。

14.棉花根 30,桔梗 10~20g,乌药 9g,枳壳 10g。水煎,每日 1 剂,分 2 次服。

15.天葵子 300g,半枝莲 300g,白蜜 500g。将天葵子、半枝莲下入沙锅内,加水适量,用大火烧沸,转用中火熬煎 30 分钟,去药渣,留药汁,用小火熬煎浓缩至稠,加入白蜜搅匀,待冷后装瓶内备用。每服 15~30g,每日 2~3 次,连服 2~3 周。

16.薏苡仁、龙葵、半枝莲、白花蛇舌草、黄芪各 30g，猪苓、土茯苓、茯苓各 24g，大黄、干蟾皮各 6g，汉防己 12g，甲珠 15g。水煎，每日 1 剂，分 2 次服。

17.麻黄 9g，桂枝 10g，白芍、杏仁、茯苓、白术各 12g，生石膏、防己、黄芪各 24g，全瓜蒌 15g，夏枯草 31g，甘草 3g。每日 1 剂，水煎，分 2 次服。

18.生地、女贞子、桑寄生、虎杖、夏枯草、半枝莲、白花蛇舌草各 30g，熟地 20g，山茱萸、小茴香各 12g，肉苁蓉、橘核、荔枝核、莪术各 15g，白术 24g。每日 1 剂，水煎，分 2 次服。

19.熟地、丹皮、女贞子、杜仲各 15g，枸杞子、黄精、败酱草、鳖甲、牡蛎、丹参各 30g，山萸肉 10g，菟丝子 12~30g，昆布 15~20g，海藻 15~20g。每日 1 剂，水煎，分 2 次服。

20.蟾蜍 1 只。将其除去五脏后洗净，清水煮烂，取煎汁。分 2 次于饭后半小时服，并以蟾蜍外敷局部肿块处。

21.柴胡、制南星各 9g，白芍、枳壳、广郁金、橘核仁、白芥子各 10g，当归、鸡内金各 15g，浙贝母、瓦楞子、夏枯草、昆布各 30g，海藻 15~30g。每日 1 剂，水煎，分 2 次服。

22.制乳香、制没药、血竭、儿茶、炮山甲、浙贝母、元寸、牛黄、海蛤粉各 3g。上药共研细末，装胶囊贮瓶内备用。每日服 3 次，每次 5~6 个胶囊。

23.荔枝果 5 枚，白糖适量。将荔枝果洗净切片，放入铝锅内加水适量，煮沸，加入白糖拌匀，使其溶化，成为甜

126

汁,即可饮服。

24.茉莉花 5g,玫瑰花瓣 10g,白花蛇舌草 15g。共入大杯中沸水冲泡。每日频饮,连饮服 3 ~ 4 周。

二、外治法

1.生肌散:麝香 3g,冰片 4.5g,全蝎 15g,生大黄 15g,甘草 24g,雄黄 24g,大海马 30g,黄柏 30g,广丹 30g,炮山甲 30g,姜黄 45g。上药共研细末,取适量撒于患处,每日 1 ~ 2 次。

2.板蓝根 120g,金银花 30g,连翘 30g,皂刺 20g,黄柏 30g。水煎,头煎内服,二煎冲洗局部,每日 1 剂。

3.皮癌净:主要药物为红砒 10g,人指甲 15g,胎儿第一次理下的头发 15g(剪碎),大枣(去核)l0 枚,碱发白面 30g。先将红砒研细,与指甲、头发同放于大枣肉内,用碱发白面包好入木炭火中,煅烧成碳样,研细为末,装瓶备用,或用麻油调成 50% 膏剂,外用。粉末可直接敷于肿瘤疮面上,或用膏剂涂抹患处,每日或隔日 1 次。本药对失去化疗或放疗机会以及放化疗无效者仍较适宜。

第十七节　前列腺癌证治

概述

前列腺癌好发于老年男性,发病率高峰在 70 ~ 90 岁。前列腺癌在我国发病率较低,但有逐渐上升趋势。前列腺癌常发生于前列腺的后叶,其质硬,边缘不清,切面呈白色或灰白色,间有黄色细条和小点。开始仅为一硬块,以后慢性侵犯周围组织。肿瘤可经淋巴系扩散到盆腔、腹主动脉旁、纵隔淋巴结，甚至到锁骨上淋巴结。也可经血行转移至骨骼，尤其是脊柱、骨盆、股骨及肋骨。

根据临床表现，前列腺癌可分三型：

潜伏型：无临床表现，仅在病理检查时发现，亦可有远处转移。

临床型：临床症状及体征均较明确。

隐匿型：病灶虽小，便有早期广泛转移。发病初期多呈潜伏型，故早期诊断和早期治疗均较困难。有很多前列腺癌患者至死无症状，仅在尸检时才发现。待临床出现症状时，病变多属晚期，治疗效果不佳。武当道教医药认为此病有正虚和邪实两个方面。正虚主要是肝肾亏虚，邪实主要包括湿热、败精、痰浊、瘀血等。临床常见症状有以下几个特点：

1.前列腺癌多数为无明显临床症状，常在直肠指诊、超声检查或前列腺增生手术标本中偶然发生。

2.前列腺癌较大时可以引起排尿困难、尿潴留、尿失禁、血尿。

3.前列腺癌转移病灶可以引起骨痛、脊髓压迫的神经病状、病理骨折等。

诊断要点

1.多见于老年人，可出现前列腺增生症状，只在体检时发现前列腺硬结，也有出现骨转移症状，尚未发现尿路明显异常者。

2.肛门指诊前列腺硬结或硬而不光滑，血 PSA 值明显增高，有骨转移时血中碱性磷酸酶升高。

3.B 超可探及前列腺肿瘤大小及包膜是否被侵犯,必要时行经直肠穿刺细胞学检查或活检可确诊。

4.骨扫描有助于了解骨转移状况。肿瘤仍限局于前列腺,盆腔淋巴结病理检查有助于诊断分期,阳性说明有远处转移。

辨 证 论 治

一、湿热蕴积

主证:腰痛不适,小腹胀满,小便不利或点滴而下,或短赤灼热,舌质红,苔黄腻,脉滑数。

治则:清利湿热,软坚通利。

方药:八正散加减:苏木 10g、瞿麦 15g、车前子 30g、蓄 20g、滑石 15g、灯心草 12g、山栀子 15g、甘草梢 6g、白花蛇舌草 30g、败酱草 20g、白茅根 30g、土茯苓 15g、赤芍 15g。

伴尿血者加大小蓟各 30g、生侧柏叶 15g。

用法:每日 1 剂,水煎服。

二、瘀血内阻

主证:小便点滴而下,或尿细如线,或闭塞不通,或伴尿痛,小腹胀满疼痛,舌质紫暗,或有瘀点瘀斑,脉涩或细涩。

治则:行瘀散结,通利下焦

方药:(1)膈下逐瘀汤加减:当归尾、赤芍各 15g,桃仁、炮山甲、红花、丹参、败酱草各 10g,瞿麦 20g,马鞭草、赤芍各 10g,泽泻 15g。

用法:每日 1 剂,水煎服。

（2）抵当丸加减：当归尾、赤芍各 15g，穿山甲、桃仁各 10g，大黄 6g，芒硝 10g，牛膝 15g，红花 10g。病久体虚可加党参 15g、黄芪 30g。

用法：每日 1 剂，水煎服。

三、肾气亏虚

主证：小便不通或点滴不爽，排出无力，面色苍白，神气怯弱，腰膝冷而疲软无力，舌质淡，脉沉细。

治则：温阳益气，补肾利尿。

方药：济生肾气丸加减：肉桂、附子(先煎)各 6g，熟地 15g，丹皮、山萸肉各 10g，牛膝、车前子各 15g，炮山甲、刺猬皮各 10g，夏枯草 30g，王不留行 10g，龙葵 15g。

用法：每日 1 剂，水煎服。

经验方

1.木通 10g，瞿麦、金钱草、萹蓄、败酱草、白花蛇舌草、土元、白茅根、忍冬藤、土茯苓、薏苡仁、丹参各 30g，赤芍、泽兰各 15g。水煎，每日 1 剂，分 2 次服。

2.当归尾、赤芍、桃仁、炮山甲、红花各 10g，丹参 15g，败酱草、瞿麦、马鞭草、猪苓、薏苡仁各 30g。水煎，每日 1 剂，分 2 次服。

3.瞿麦 60g，白茅根 50g，泽泻 30g。水煎，每日 1 剂，分 2 次服。

4.夏枯草、败酱草、金钱草、王不留行、龙葵各 30g，薏苡仁 60g。水煎，每日 1 剂，分 2 次服。

5.野葡萄根 30 ~ 60g、车前子 20g。水煎，每日 1 剂，分 2 次服。

6.刺猬皮、黄柏、知母、木通各 10g,赤芍、牛膝、炮山甲各 15g,生牡蛎 30g。水煎,每日 1 剂,分 2 次服。

7.薏苡仁 30g,绞股蓝、海金沙、猪苓、丹参、太子参各 15g,银花 9g,茯苓、白术、莪术各 12g,甘草 3g,麦冬、沙参各 10g,西洋参 6g(另炖),白毛藤 20g。水煎,每日 1 剂,分 2 次服。

8.生黄芪 18g,补骨脂、益智仁、丹皮、茯苓、枸杞子、黄精、淮山药各 12g,女贞子、淫羊藿、党参各 15g,泽泻、太子参、白术各 10g,熟地 16g,麦冬 9g,甘草 3g。水煎,每日 1 剂,分 2 次服。

9.生黄芪、穿山甲、土茯苓、白花蛇舌草各 15g,潞党参、仙灵脾、枸杞子、制首乌、淮牛膝、七叶一枝花、杭白芍各 12g,肉苁蓉、巴戟天、制大黄、知母、炙甘草各 6g,炒黄柏 10g。水煎,每日 1 剂,分 2 次服。

10.太子参、生黄芪、紫河车、麦冬各 15g,沙参、龟板各 10g,茯苓、枸杞子、炙鳖甲、制黄精、白术各 12g,丹皮、鸡内金各 9g,人参 6g(另炖)。水煎,每日 1 剂,分 2 次服。

11.制附子 9g,肉桂 6g,熟地、炮山甲各 15g,丹皮、仙灵脾、仙茅、鸡内金、刺猬皮各 10g,山萸肉 12g。水煎,每日 1 剂,分 2 次服。

12.昆布、海藻、丹参、猪苓各 30g,三棱、莪术、郁金各 10g,当归 15g。水煎,每日 1 剂,分 2 次服。

13.薏苡仁 30g,绵茵陈、瞿麦、海金沙、丹参、太子参各 15g,甘草梢 6g,三棱、莪术、炮山甲、茯苓、猪苓各 12g,赤芍、白术各 10g,当归尾、桃仁各 9g。水煎,每日 1 剂,分 2

次服。

14.葡萄根、半枝莲、土茯苓各 30g,白花蛇舌草 30～60g。水煎,每日 1 剂,分 2 次服。

15.羊肉 250g,当归、生姜各 10g,黄芪 15g,清水适量。羊肉加水煮至八成熟后,把当归、生姜、黄芪用布袋装好,放入锅中,文火煎煮至羊肉烂熟即成。吃肉喝汤。

第十八节　肾癌证治

概述

肾肿瘤多为恶性,任何肾肿瘤在组织学检查前都应疑为恶性。临床上较常见的肾肿瘤有源自肾实质的肾癌、肾母细胞瘤以及肾盂肾盏发生的移行细胞乳头状肿瘤。成人恶性肿瘤中肾肿瘤仅占 1%左右,但小儿恶性肿瘤中,肾母细胞瘤竟占 20%以上,是小儿最常见的腹部肿瘤。

成人肾肿瘤中绝大部分为肾癌,肾盂癌较少,我国肾盂癌占 24%,高于国外的统计数(10%左右)。肾癌高发年龄 50～60 岁。男性与女性为 2:1。常见症状为血尿、肿块和疼痛,间歇无痛、肉眼血尿为常见症状,表明肿瘤已穿入肾盏、肾盂。肿瘤较大时腹部或腰部肿块较易发现。疼痛常为腰部钝痛或隐痛,血块通过输尿管时可发生肾绞痛。

肾癌可有肾外表现如低热,可能因肿瘤坏死、出血、毒性物质吸收所引起,现已分离出内生致热源。肿瘤亦可引起血沉快、高血压、红细胞增多症、高血钙等。同侧阴囊内可发现精索静脉曲张。消瘦、贫血、虚弱等是晚期病状。临床上有 10%左右因转移病灶病理性骨折、神经麻痹、咯血等就医,肾癌患者就医时约 1/4 已有肿瘤扩散。

诊断要点

1.肾癌症状多变,容易误诊。典型三大症状,血尿、疼痛和肿块都出现时已是晚期,因此其中任何一个症状出现即应引起重视。间歇无痛肉眼血尿应想到肾癌的可能性,与泌尿系其他肿瘤的鉴别要通过膀胱镜检查和泌尿系造影等。如双肾肿大、血尿、腰痛时多为囊肾,常伴有高血压和肾功能减退,较易鉴别。

2.X 线检查:平片可见肾外形增大、不规则,偶有点状、絮状或不完整的壳状钙化。造影可见肾盏、肾盂因受肿瘤挤压有不规则变形、狭窄、拉长或充盈缺损。肿瘤大、破坏严重时,病肾在排泄性尿路造影时不显影,可以行逆行性肾盂造影。

3.超声断层、肾动脉造影、CT、MRI 等有助于早期发现肾实质内肿瘤,且有助于鉴别其他肾实质内疾病,如肾血管平滑肌脂肪瘤和肾囊肿等。特别是超声检查,简单易行可作为常规体检,经常发现在临床尚未出现症状;尿路造影未出现改变的早期肿瘤,准确性接近 CT。

辨证论治

一、湿热蕴肾

主证:腰痛不适,小便胀痛,小便不利,点滴不下或短赤灼热,舌红大,苔黄腻,脉滑数。

治则:清热利湿,解毒抗癌。

方药:木通 10g、车前子 15g、滑石 15g、甘草梢 6g、栀子 10g、白花蛇舌草 30g、薏苡仁 30g、黄芪 20g、灯心草 6g、赤芍 15g、草河车 10g。

用法：每日 1 剂，水煎服。尿血明显加白茅根 30g、仙鹤草 30g、三七粉 10g（冲服）。

二、瘀血内阻

主证：腰痛不适，小便点滴而下，或尿细如线，或闭塞不通伴尿痛，小腹胀满疼痛，舌质紫暗或有瘀点、瘀斑，脉涩或细涩。

治则：行瘀散结，通利下焦。

方药：当归尾、桃仁、红花各 10g，赤芍 15g、丹参 30g、川芎、元胡、香附、炒枳壳各 10g，滑石 20g，车前子 10g，白花蛇舌草 30g。

用法：每日 1 剂，水煎服。腰痛剧者加土元 10g、乳香 10g、杜仲 20g。

三、脾肾两虚

主证：腰腿酸痛，小便不通或点滴不爽，排出无力，面色苍白，神气怯弱，腰膝冷而乏力，舌质淡，脉沉细。

治则：温阳益气，补肾健脾。

方药 1：党参 20g、炒白术 15g、炙黄芪 30g、补骨脂 10g、菟丝子 10g、枸杞 20g、山萸肉 15g、茯苓 15g、炙甘草 10g。

用法：每日 1 剂，水煎服。

方药 2：黄芪 30g，白术、鳖甲、菟丝子、女贞子、赤芍各 15g，鹿角霜 20g，三棱、莪术各 10g，蜈蚣 2 条，全蝎 10g，大黄 6g。

用法：每日 1 剂，水煎服。

经验方

1.刀豆子 30~60g,薏苡仁、赤小豆、黑豆各 60g。水煎,分 2 次服下,每日 1 剂。

2.净乳鸽 1 只,党参、黄芪各 40g,淮山药、炒白扁豆各 60g,核桃仁 15g,大枣 10 枚。乳鸽去内脏、脚爪,洗净,加入上述 6 味药,放入沙锅内,加入葱、姜、黄酒、盐各适量,再加清水适量,盖好锅盖。沙锅先用武火烧沸,转用文火炖熬至熟透烂,即可食用。

3.黄药子 9g,半边莲、白茅根、薏苡仁各 15g,野葡萄根 30g。水煎,分 2 次服下,每日 1 剂。

4.白术、黄精、猪苓、淮牛膝各 30g,山楂 15~30g。水煎,每日 1 剂,分 2 次服。

5.黄芪、太子参各 30g,茯苓、当归、赤芍、白芍、干蟾、僵蚕各 10g,猪苓、生地、女贞子各 20g,半枝莲 60g。水煎,每日 1 剂,分 2 次服。

6.仙鹤草、山浆石各 60g,焦杜仲、补骨脂、生地黄、白茅根、焦地榆、山慈姑各 30g,知母、黄柏各 10g,干荷叶 15g。水煎,分 2 次服下,每日 1 剂。

7.肉桂、三七粉(吞服)各 6g,附片(先煎)、茯苓、淫羊藿、丹参、半枝莲、白花蛇舌草各 30g,熟地、山萸肉各 15g,人参 10g(嚼服)。以上药物,水煎,分 2 次服下,每日 1 剂。

8.麦冬、沙参、石斛、枸杞子、黄精各 12g,天冬、太子参、女贞子、绞股蓝、猪苓各 15g,知母、白术、赤芍各 10g,大、小蓟各 30g,仙鹤草、白毛藤各 20g,西洋参 6g(另炖)。

水煎,分 2 次服,每日 1 剂。

9.白毛藤、蛇莓、龙葵各 20g,白茅根、猪苓、滑石各 15g,仙鹤草、萹蓄、薏苡仁各 18g,茯苓 12g,甘草梢 6g,白术 10g。水煎,分 2 次服,每日 1 剂。

10.薏苡仁、半枝莲各 30g,海金沙、白茅根、茯苓、瞿麦各 15g,血见愁 25g,半边莲、大小蓟各 20g,白术 12g,淮山药、党参、黄芩各 10g,甘草 3g。水煎,分 2 次服,每日 1 剂。

11.当归、赤芍、五灵脂、蒲黄、莪术、败酱草、元胡各 15g,川芎、红花、柴胡、牛膝、三棱、郁金、香附、桔梗各 9g,甘草 6g,生地 24g,桃仁 12g,大枣 3 枚。水煎,分 2 次服下,每日 1 剂。

12.生地黄、白术各 12g,小蓟、滑石、太子参各 15g,蒲黄、木通、竹叶、炒山栀、猪苓各 10g,藕节 30g,当归、金银花各 9g,生甘草 3g。水煎,分 2 次服下,每日 1 剂。

13.当归 20g,黄芪 40g,嫩母鸡 1 只(约 1500g),葱、姜、料酒、盐各适量。将母鸡宰杀后,去毛及内脏,洗净,斩去脚爪,将当归、党参、葱、姜、料酒、盐放入鸡腹腔内。将鸡放入沙锅,加清汤适量,用武火烧沸后,转用文火炖熬熟透即可食用。

14.西洋参、绞股蓝各 2g,何首乌 6g。西洋参、何首乌均切成薄片,同绞股蓝一同放入茶杯中,将沸水冲入杯内,稍焖,当茶频饮,每日 1~2 次。

15.大黄、赤芍各 12g,水蛭 3g,莪术、甲珠各 15g,土鳖虫 6g,生地、黄芪各 30g,红参(嚼服)10g。疼痛剧烈加玄胡、郁金、乳香、没药。出血多加炒蒲黄、阿胶、三七粉。水煎,分 2 次服下,每日 1 剂。

16.小蓟 30～60g,瞿麦、菝葜、石见穿、白花蛇舌草、荔枝果、牛膝、川断各 30g,赤芍、炮山甲各 15g,补骨脂 10g。水煎,分 2 次服,每日 1 剂。

17.黄芪、栗子各 30g,枸杞子 15g,母鸡 1 只(约重1500g),葱、姜、料酒、食盐各适量。将母鸡宰杀后,去毛、内脏、爪,洗净,将药及料酒、食盐均放入鸡腹腔内,鸡放入沙锅内,加清水适量,用武火烧沸,转用文火炖熬熟烂即可食用。

18.牡蛎 15g,穿山甲 12g,全蝎 6g,木香 4.5g,五灵脂、桃仁、杏仁各 9g,鳖甲煎丸 12g(吞)。头晕耳鸣加首乌、潼蒺藜、白蒺藜、菊花;腹部肿块胀痛加丹参、红花、川楝子、大腹皮。水煎,每日 1 剂,分 2 次服。

19.枸杞子、淮山药、熟地各 30g,女贞子、桑葚子各15g,甲鱼 1 只(500～1000g),鸡精汤 1000g,盐、料酒、葱、姜、花椒各适量。将甲鱼宰杀,去头及内脏洗净后放入沸水中烫 3～5 分钟,刮去裙边上黑膜,除腥味,剁去爪和尾,去掉背板、腹壳,切块备用。淮山药洗净切块。甲鱼肉放入蒸盆中,加入枸杞子、淮山药块、熟地、女贞子、桑葚子、盐、料酒、花椒、姜、葱、鸡精汤。上蒸笼蒸约 1 小时后取出去药渣和葱姜,趁热食用。

20.白茅根、仙鹤草各 60g,生地黄、薏苡仁、半枝莲、小蓟、瓦楞子、半边莲各 30g,黄药子 20g,猪苓 50g,全蝎、露蜂房、山豆根各 10g。水煎,分 2 次服。

21.生地、山药、茯苓、桑寄生、鳖甲、半枝莲、白花蛇舌草各 30g,山萸肉 15g,三七粉 6g,阿胶 12g。水煎,每日 1 剂,分 2 次服。

22.莪术、三棱、五灵脂、生蒲黄、三七、露蜂房、全蝎各10g,大蓟、小蓟、郁金各20g,元胡、白芍各15g,猪苓、薏苡仁、龙葵各30g。水煎,每日1剂,分2次服。

23.太子参、熟地、黄芪、半枝莲各15g,白术、茯苓、麦冬、猪苓各12g,甘草3g,枸杞子、海金沙、瞿麦各10g,仙鹤草18g,大、小蓟各30g。水煎,分2次服下,每日1剂。

24.车前草30g,元胡荽25g,旱莲草15g,白糖适量。将车前草、元胡荽、旱莲草研成粉末,煎成茶水,加白糖适量调味,代茶频饮。

25.生地、熟地各6g,山药、山茱萸各12g,牡丹皮、茯苓、泽泻、骨碎补、女贞子、淮牛膝、萹蓄、阿胶各10g,桂枝7g,猪苓、龙葵、白英各15g,黄芪、枸杞子各30g。水煎,每日1剂,分2次服。

26.羊肉500g,当归、黄芪、党参、茯苓各25g,葱白30g,生姜15g,胡椒6g,料酒20g,盐3g。当归、黄芪、党参、茯苓装入砂布袋扎紧口,羊肉剔去筋膜,洗净后放入沸水锅内汆去血水,捞出后再用凉水漂洗干净,切成丁。胡椒拍碎,葱白洗净切成段,姜洗净拍碎。将羊肉丁、纱布药袋放入沙锅内,加入清水、葱、姜、料酒、盐,用武火烧沸后,撇去浮沫,转用文火煨2~3小时,至肉酥烂,捞出药袋、葱、姜,下入胡椒粉调好口味,经常食用。

27. 山茱肉50g,枸杞子、茯苓各100g,鸭1只(约1000g),姜、葱、料酒、盐、味精各适量。鸭子去毛,在鸭的背尾部横着开口,去内脏,割去肛门,放入沸水锅内煮尽血水,捞出,斩去鸭嘴,将鸭翅扭翻在背上盘好。将山茱肉、枸杞子、茯苓、姜、葱、料酒、盐装入鸭腹腔内。鸭放入砂锅内,加清汤适量,用武火烧沸,转用文火炖熬至熟烂即可。经常食用。

第十九节　子痛证治

概述

子痛有急性与慢性之分,相当于现代医学的"附睾炎"。急性一般起病急骤,症状重,病人阴囊内肿痛,极为痛苦,并伴有全身寒战,发热症状。阴囊肿痛可放射至腹股沟,甚至上达腰部,局部迅速肿大,疼痛剧烈,患者难以忍受。慢性子痛多有急性子痛病史,或有其他男性疾病而遗留。除急性发作外,一般无特异症状。有时自觉局部不适,隐痛、下坠。患者多是发现自己阴囊内有肿块而就诊。多见患侧阴囊肿大,皮肤红肿。附睾肿大变硬,有明显压痛。早期与睾丸界线清楚,但数小时后即融成一硬块,精索变粗有压痛。若脓肿形成,阴囊皮肤光亮而软,可自行穿破,有时尿道可见有脓性分泌物,伴尿频尿急,尿不尽等症状。

武当道教医药认为,患此病有如下原因:①湿热下注,外感湿热火毒,或过食肥甘辛辣,滋生湿热,或应用不洁尿道器械,血瘀络伤加湿热侵袭,或憋尿忍精不泄,浊湿瘀精郁而生热,这些病因都导致湿热内蕴,下注厥阴之络,血壅气滞,结而为痛。肝肾与膀胱同属下焦,若膀胱湿热蕴久不解,即可涉及厥阴之络,导致肝络湿热蕴结,血壅气滞,结而为痛。若湿热蕴结不散,化火生毒,火毒深蕴,则气血更为壅滞,腐肉败血化而为脓。②气郁阻络,痰瘀互结,情志郁结,肝气不舒,气郁血滞,与痰互交,结而为肿,或原为湿热火毒之病,热毒虽去,而湿聚为痰,寒凝痰聚,发为本病。③跌打损伤,复染邪毒,前阴者,宗筋之所聚,气血盈盛,一旦遭受外伤、手术等,络伤血瘀,染毒化热而酿脓,成为此病。

辨证论治

一、湿热蕴结

主证:见于急性期初起。阴囊部突作肿痛,并迅速肿大,疼痛加剧,牵及少腹。查阴囊皮肤红热,触之附睾肿硬,痛甚拒按,甚或睾丸亦肿痛。精索粗硬,触痛明显。可伴见恶寒发热,发痛肢楚,口渴欲饮,恶心纳呆,小便短赤或频涩热痛,苔黄腻,脉滑数。

治则:清利湿热,活血消肿。

方药:柴胡 10g、黄芩 10g、龙胆草 6g、赤芍 12g、泽泻 10g、连翘 15g、土茯苓 30g、制乳香 15g、萆薢 10g、夏枯草 15g、僵蚕 10g、生甘草 10g。

阴囊肿胀及水肿明显,加猪茯苓、车前子(包);发热口渴,加半枝莲、银花、花粉;小便短赤、刺痛,加石苇、琥珀粉、蚤休。

用法:水煎服,每日 1 剂。

二、火毒壅盛

主证:见于急性期、成脓期。症见高热不退,阴囊肿而不减,剧痛难忍。查附睾肿硬,与皮肤粘连,阴囊光亮,出现波动感,舌红苔黄腻,脉数或洪数。

治则:泻火解毒,活血透脓。

方药:柴胡 10g、黄芩 10g、黄柏 10g、银花 30g、白花蛇舌草 30g、连翘 12g、土茯苓 15g、龙胆草 10g、白芷 10g、皂刺 10g、穿山甲 6g、半枝莲 30g。

外伤所致者加桃仁、赤芍、苏木、红花。

用法：水煎服，每日 1 剂。

三、气郁络阻

主证：缓慢起病，或急性期后附睾硬结不消，微痛或坠胀，输精管可增粗，压痛轻微或无压痛，舌暗苔白，脉滑或弦。

治则：行气散结，化痰散瘀。

方药：柴胡 10g、川楝子 10g、夏枯草 15g、桃仁 10g、贝母 10g、厚朴 10g、元胡 10g、僵蚕 10g、莪术 15g、穿山甲 6g、橘核 12g、荔枝核 12g、炙甘草 6g。

局部坠胀加升麻、黄芪，隐痛加小茴香、乌药。

用法：水煎服，每日 1 剂。

四、阳虚寒凝，痰湿结紧

主证：附睾硬结日久不散，酸胀或隐痛，阴囊发凉，腰酸腿软，舌淡苔白，脉濡缓。

治则：温阳散寒，化痰散结。

方药：麻黄 3g、熟地 30g、鹿角胶（烊化）10g、胆南星 10g、白芥子 10g、炮姜 10g、肉桂 6g、夏枯草 12g、僵蚕 10g、川楝子 10g、当归 10g、橘核 15g、生甘草 10g。

其他疗法

一、外用药疗法

1.急性期用金黄散外敷，或用绿豆衣、鲜蒲公英、鲜马齿苋捣泥，以姜汁调和外敷。

2.脓溃后或切开引流后，气血未伤，脓出稠厚者，用凡士林纱条引流,常自收口愈合。若腐肉难去,可用少量九一丹,但不可掺在正常组织上,以防损伤附睾睾丸组织。

3.慢性期可用吴茱萸 10g、芒硝 30g、赤芍 30g、红藤 30g,煎汤外洗,日 1~2 次。也可用冲和膏外敷。

二、单验方疗法

1.火毒湿热型:治宜清火解毒,利湿消肿。方用龙胆草 10g、黄柏 10g、泽泻 10g、猪苓 10g、连翘 10g、野菊花 10g、银花 15g、元胡 10g、川楝子 10g、陈皮 8g。水煎服。火毒盛者,加黄芩、栀子;阴囊水肿明显加车前子、川草薢;已成脓时加白芷、甘草;因外伤所致者加鸡血藤、桃仁、红花。

2.结肿瘀阻型:治宜散结消肿,活血益肾。药用小茴香 10g、橘核 10g、荔枝核 10g、川贝母 10g、当归尾 10g、赤芍 10g、生熟地 10g、枸杞子 15g、陈皮 10g。水煎服。硬结难消者加白芥子、穿山甲;有继发水疝者加泽泻、猪苓;腰酸痛楚,阴囊寒冷者,加仙茅、制附片等。

3.老茄子 1 个,焙干研末,每次服 6g,每日 2 次,以米汤冲服,或用海藻 30g,炒橘核 12g,炒小茴香 10g,水煎服,每日 1 剂。用于慢性子痈。

三、手术疗法

初期附睾肿胀,张力很大时,可做附睾切开减压术,脓肿形成时应切开引流,以减少睾丸受侵或因血循环受压而坏死的可能。

护理预防

急性期应绝对卧床休息,抬高阴囊;如疼痛剧烈,可用精索封闭,冰袋置于其上;多饮水,宜食清淡易消化食物,忌辛辣厚味。

第二十节　阴茎结核证治

概述

阴茎结核类似于现代医学中的"阴茎纤维性海绵体炎"。临床多见于 40~60 岁的中年人,青少年偶见。病变初期生长较快,以后渐慢而自限。常因阴茎背侧无痛性结节或勃起时疼痛或变曲变形而就诊。严重者影响正常的性生活,斑块远端阴茎勃起不坚,直至阳痿。一般不影响排尿。查体发现,于阴茎背侧有无痛结节硬块,一般呈条索状,位于皮下,大小不等,无压痛,单个或多个,边界清楚,质如软骨。阴茎 X 线摄片偶见有钙化影。

武当道教医药认为,肝主筋,足厥阴肝经绕阴器。若情志不遂,忧郁恼怒,则肝郁气滞,日久痰气互结,聚于前阴,引发本病;或因饮食不节,劳倦内伤,脾胃虚弱,无以运化,浊痰内生,下注宗筋,结而为病;或因劳倦过度,久病体虚,房事不节,耗损肾精,经脉空虚,痰湿流注,发为本病;或因跌打损伤、手术外伤,或性交手淫过频致伤,均可使用脉络瘀阻,结于阴茎而成。

辨证论治

一、肝郁痰结

主证:阴茎背侧痰核,单个或多个,大小不等,按之如软骨,局限边清,勃起时疼痛,阴茎弯曲,苔白,脉弦,常无其他兼症。

治则:疏肝理气,化痰散结。

方药:柴胡 10g、枳壳 10g、赤白芍各 12g、香附 10g、白芥子 10g、白芷 6g、夏枯草 15g、川楝子 10g、鳖甲(先下)30g、莪术 15g、泽兰 10g、炙甘草 6g。

硬结日久、坚硬不消者,加王不留行、水红花子、橘核,硬结疼痛加穿山甲、元胡。

用法:水煎服,每日 1 剂。

二、脾虚痰生

主证:阴茎背侧痰核,勃起时疼痛、弯曲,伴体胖纳呆,口中发黏,困倦乏力,或见便溏,舌淡苔腻,脉滑或弦。

治则:健脾除湿,化痰散结。

方药:陈皮 10g、制半夏 10g、茯苓 12g、川黄连 3g、炒僵蚕 6g、生薏苡仁 15g、白术 12g、桂枝 6g、丹参 15g、赤芍 12g、橘核 12g、炙甘草 6g。

坚硬不消加穿山甲、王不留行,排尿不畅加泽泻、川牛膝。

用法:水煎服,每日 1 剂。

三、肾虚痰注

主证:阴茎痰核,不红不热,或伴发凉,硬结日久不消伴见腰腿软,倦怠乏力,甚至阳痿、早泄、滑精,舌淡苔腻,脉沉滑或沉弦。

治则:温肾益精,化痰通络。

方药:鹿角胶(烊化)10g、熟地 30g、山萸肉 15g、元参 15g、肉桂 6g、白芥子 10g、炮姜 10g、夏枯草 12g、皂刺 10g、桃仁 10g、炙甘草 6g、麻黄 3g。

阳痿、早泄、滑精加川断、狗脊、露蜂房、菟丝子,腰脊酸痛加寄生、川牛膝。

四、瘀伤络阻

主治：有阴茎多次轻度外伤史，或久病硬结不散，阴茎背侧瘀核坚硬不消，或伴隐隐刺痛，或有痛性勃起，暗或有瘀点瘀斑，脉细涩。

治则：活血通络，化痰散结。

方药：生地 15g、当归 12g、赤芍 10g、胆南星 10g、贝母 10g、川芎 6g、桃仁 12g、红花 6g、枳壳 10g、柴胡 6g、川牛膝 15g、莪术 12g、路路通 10g、橘核 10g。

用法：水煎服，每日 1 剂。

经验方

1.当归 15g、丹皮 10g、赤芍 10g、地鳖虫 10g、穿山甲 10g、槟榔 10g、忍冬藤 30g、夜交藤 15g、络石藤 15g、苡仁 30g、伸筋草 10g、泽泻 10g、土茯苓 10g。水煎服，另加服参 7 片，每日 8 片。

2.紫丹参 12g、黑玄参 12g、白芥子 10g、全当归 10g、淮山药 10g、丝瓜络 10g、广橘核 10g、生熟地各 10g、蓬莪术 10g、上肉桂 6g、忍冬藤 30g、鸡血藤 20g。伴阳痿加金狗脊、仙灵脾，疼痛明显加元胡、川楝子，硬结日久不消加三棱、夏枯草、水红花子。

护理预防

1.一旦确诊后，应明确告诉患者该病为良性，不会恶变。有效的治疗可使硬结缩小变软或消失，从而从客观上消除病人的顾虑。

2.避免外伤，性生活不宜过频。

第二十一节　子系筋瘤证治

概述

　　子系筋瘤相当于现代医学的"精索静脉曲张"。多见于青壮年男性，在人群中发病率为 10%~15%。本病大多数无自觉症状，仅在检查时发现。20%~30%因阴囊坠胀和疼痛而就诊，还有的以神经衰弱和性功能障碍等就诊。阴囊坠胀不适，患侧睾丸部隐痛，少数病人腹股沟区、下腹部、会阴部、腰部亦有坠胀牵拉性隐痛。上述症状轻者在性行为后、久站、长途行走时出现，平卧休息后缓解，重者持续性疼痛，且可有局部痒灼感。静脉曲张程度与症状可不一致。

　　局部检查：站立时可见病侧阴囊皮肤松弛下垂，睾丸位置低于对侧，扩张迂曲的浅蓝色静脉丛显露，严重病人阴囊皮肤和大腿内侧浅静脉也有扩张。触之精索较对侧粗大，呈软体虫样曲张的静脉团，按压或托起可缩小，平卧时消失。睾丸变小变软，压之敏感疼痛。平卧位不消失者，要警惕后腹膜病变引起的继发性精索静脉曲张。临床上将其分为三度。轻度：触诊不明显，病人屏气增加腹压时方可摸到；中度：触诊即可摸到，但外观正常；重度：触诊及视诊均可清晰见曲张的静脉和静脉团。现在可借助现代医学仪器，如多普勒、红外线、B超等帮助确诊。

　　武当道教医药认为，本病的发生有如下诸因：先天不足、肾气不足、肝血亏虚、络脉失养，以致气血运行不畅，瘀血凝滞而成。

辨证论治

一、血虚肝郁,肾阴亏损

主证:阴囊坠胀不适,时有隐痛,局部青筋显露,状若蚯蚓,久立久行加重,平卧休息减轻,伴头晕目眩,精神抑郁,心烦易怒,失眠多梦,遗精滑泄,口干舌燥,脉细尺弱。

治则:益阴养血,柔肝通络。

方药:生熟地各 15g、山萸肉 15g、山药 12g、川楝子 10g、当归 10g、白芍 10g、菟丝子 15g、枸杞子 15g、鹿角胶(烊化)10g、龟板 20g、川牛膝 10g、炙甘草 6g。

腰膝酸软,加川断、杜仲;阴囊坠胀,加柴胡、黄芪;抽痛牵及少腹,加元胡、乌药;阴囊肿物显而易见,加橘核、莪术、生牡蛎、地鳖虫。

用法:水煎服,每日 1 剂。

二、脾肾阳虚,肾气不充

主证:阴囊坠胀或隐痛,牵及小腹、会阴,局部青筋暴露,状若蚯蚓,久立久行加重,平卧休息后减轻,伴神疲体倦,头晕乏力,腰膝酸痛,阳痿早泄,畏寒肢冷,脉沉弱。

治则:温阳益气,养血通络。

方药:仙灵脾 6g、巴戟天 10g、当归 10g、熟地 15g、鹿角霜 6g、山萸肉 15g、菟丝子 10g、黄芪 20g、桂枝 6g、王不留行 10g、枸杞了 15g、丹参 15g。

阴囊坠胀加升麻、柴胡;抽痛明显加乌药、元胡;阴囊肿物显而易见加橘核、生牡蛎、地鳖虫;腰膝酸痛加川断、牛膝;阳痿早泄加肉苁蓉、蜈蚣;畏寒肢冷加附片,或桂枝改为肉桂;四肢乏力,纳呆食少,加党参、白术、薏苡仁。

用法:水煎服,每日1剂。

三、血瘀络阻,痰瘀互结

主证:阴囊坠胀隐痛持久不减,牵及少腹、会阴,阴囊发痒,局部灼热,阴囊肿物渐大,青筋暴露,甚至疼痛突然加重,阴囊急剧肿大,伴发热、呕恶(并发曲张静脉破裂),舌暗苔腻,脉弦或涩。

治则:活血通络,化痰散结。

方药:生蒲黄(包)10g、五灵脂(包)10g、红花6g、桃仁12g、川芎6g、赤芍12g、当归10g、川牛膝15g、元胡10g、生牡蛎(先煎)30g、橘核15g、川贝母12g。

阴囊肿物明显,加莪术、地鳖虫;若突发肿胀热痛、呕恶发热等,为湿热蕴阻,气血凝滞之证,当选用苍术、黄柏、红花、苏木、苡仁、车前子、川牛膝、萆薢、川楝子、赤芍、丹皮、柴胡等以清利湿热,活血通络,消肿止痛。待湿热去后,继用活血通络、化痰散结之品。

用法:水煎服,每日1剂。

经验方

1.黄芪50g,枸杞子20g、当归20g、赤芍10g、车前子(包)10g、路路通10g、川芎10g、红花8g、桃仁6g、地龙5g。腰痛加川断、巴戟天;阴囊寒冷加肉桂、小茴香;阴囊发热加黄柏、木通。服3个月。用于治疗精索静脉曲张继发精液异常者。

2.黄芪30g、路路通20g、仙茅18g、皂刺12g、乌药12g、炮山甲10g、九香虫10g、蜈蚣2条。

用法:水煎服,每日1剂。用于脾肾两虚、气血瘀滞之精索静脉曲张。

护理预防

1.勿食辛辣刺激性食物,保持大便通畅。

2. 不宜进行剧烈运动及参加重体力劳动,防止腹压增高。

3.性生活不宜过频。如为继发性精索静脉曲张,应积极寻找原发病灶并予积极治疗。

第二十二节　脱囊证治

脱囊是一种急性危险性病症,现代医学称为"特发性阴囊坏疽"。它起病急骤,阴囊剧痛难忍,常在睡眠中痛醒,阴囊皮肤红肿发亮,并迅速增大,触之有捻发音。1~2天后阴囊潮湿,并迅速变为紫黑色及发生坏死、溃烂、溢流污臭血水或稀薄秽浊脓液,最后腐肉脱落,严重者坏死可累及皮肤全层,亦可深达鞘膜,使睾丸和精索裸露。伴全身中毒症状。

武当道教医药认为,原有下焦湿热,如肝经湿热,膀胱湿热等,未能及时得以控制,湿热久蕴,遂化火生毒,下注并蕴积阴囊,发为本病。平素前阴不洁,少洗澡或常卧湿地,或阴囊受伤,遂感受湿毒,化火生热,蕴积阴囊而成本病。另外,年老体弱,营养不良,或素休阴虚,邪毒乘虚侵袭,化热生火,蕴积阴囊,发为本病。

辨证论治

一、湿热壅盛

主证:阴囊突发剧痛,迅速肿大,焮红光亮,伴高热寒战,恶心呕吐,口渴不欲饮,小便短赤,舌红苔黄或黄腻,脉滑数。

治则:清热利湿,解毒消肿。

方药:龙胆草 12g、黄芩 15g、黄连 6g、黄柏 12g,栀子 12g、鲜生地 30g、丹皮 12g、赤芍 12g、泽泻 12g、木通 6g、土茯苓 30g、萆薢 15g。

用法:水煎服,每日 1 剂。

二、火毒炽盛

主证:阴囊皮肤湿烂,紫黑坏死,溢流污臭血水或稀薄秽浊脓液,腐肉脱落,睾丸外露,伴高热烦渴,心烦不寐,恶心呕吐,大便干结,小便黄赤,甚或神昏谵语,舌红绛,苔黄浊而厚,或干起芒刺,脉洪数。

治则:泻火祛湿,凉血解毒。

方药:黄连 12g、黄芩 15g、栀子 10g、连翘 15g、龙胆草 12g、银花 20g、鲜生地 30g、广牛角 30g、生石膏(先下)30g、知母 15g、元参 15g、丹皮 12g、赤芍 12g、桔梗 6g。

若内陷脏腑,按陷证处理。

用法:水煎服,每日 1 剂。

三、气阴两伤,余毒未尽

主证:全身热退,阴囊腐烂停止,疮面腐面大部已脱,肉色淡红,有少量稀薄脓液,伴神疲乏力,面色苍白,口干唇燥,纳呆便秘,腰膝酸软,舌红或淡红,苔薄或苔少,脉细数无力。

治则:益气养阴,清解余毒。

方药:生黄芪 30g、白术 10g、茯苓 12g、泽泻 10g、当归 10g、白芍 10g、生地 20g、知母 12g、银花 15g、白芷 10g、陈

皮 12g、地骨皮 10g。

若腐尽新生，则不必服药，因阴囊皮肤修复能力强，可收口自愈。

明·万全治疗脱囊秘方

方药：泽泻、川芎、赤芍、苏叶、甘草、麦冬、香附、白术、茯苓、青皮、防风、羌活。

因地、因时、因人取药物常用量。

用法：水煎取汁，空心服，每日 1 剂。

手术疗法

本病一旦确诊，即应及早请西医作广泛多处切开引流，包括周围水肿或皮下气种区。剪除坏死组织，敞开伤口，用 3%双氧水或 1/1500 高锰酸钾液反复冲洗和持续湿敷。在坏疽出现前可用高压氧疗法。

护理预防

1.卧床休息，多饮水，宜清淡。

2.抬高阴囊。

3.不宜外用油膏，因其能阻止热和水分的蒸发，反而加速组织腐烂坏死。

4.注意局部卫生，经常清洗会阴部，是预防本病的有效方法。

5.勿久坐湿地，避免阴囊外伤。

第二十三节　尿石症证治

概述

尿石之形成乃肾虚膀胱湿热所致。肾虚则气化不利，若此时感受湿热之邪或因过食肥甘辛辣而滋生湿热,则湿热易于蕴结下焦,煎熬日久而结成砂石。湿热与结石阻滞气机,气滞血瘀,则见疼痛、血尿、排尿障碍;湿热蕴结膀胱,则见小便淋沥涩痛;气虚不化,痰瘀互结,则出现腰腹癥块。

临床常见以下几种情况:

1.本病多见于壮年男性,20~50岁占90%。30岁后,男性尿石发生2～3倍于女性。

2.上尿路结石好发于青壮年,多数与营养过剩有关,结石复发率高,临床以腰腹疼痛和血尿相继出现为主要特点:下尿路结石部分由上尿路而来,部分原发于膀胱尿道内,后者多见于10岁以下儿童和50岁以上老人,多与营养不良和下尿路梗阻有关,复发率低,临床以尿痛、排尿障碍及终末血尿为主要特点。

3.部分病人有排出砂石史,有少数病人因反复泌尿系感染、急性尿闭、腰部囊性肿物(肾积水)或体检发现而就诊。

4.实验室检查:常规进行尿液检查及血生化检查,包括尿常规、尿培养、晨尿 pH 值、尿结晶;血钙、磷、尿酸;血肌酐、肌酐清除率、尿素氮。如有结石排出,注意收集做结石分析。进一步应检查 24 小时尿钙、磷、尿酸、草酸、胱氨酸、枸橼酸。必要时进行尿脱落细胞学检查,以期发现有无合并鳞癌。

5.影像学检查:腹平片可观察结石的大小、部位、数量、外形及透光程度,了解骨骼有无改变。必要时加拍侧位片及断层平片。静脉尿路造影可了解结石与尿路的关系,除外尿路外钙化,了解梗阻情况及肾功能,了解成石与尿路的关系,除外尿路外钙化,了解梗阻情况及肾功能,了解成石的局部因素。B超可发现阴性结石,鉴别阴性结石与肿瘤、血块,了解有无肾积水及肾实质厚度,有无合并肿瘤。动态核素扫描或摄像可显示梗阻部位、程度及肾功能受损程度,肾图可提示有无梗阻。膀胱镜可直接观察膀胱结石、输尿管口结石,观察有无其他膀胱病变如前列腺增生症、异物、炎症、肿瘤、憩室等。若静脉肾盂造影显影不佳,疑有阴性结石或对静脉注射碘过敏者,可选用逆行插管拍片及造影。CT检查不作为首选,必要时(如怀疑肿瘤或阴性结石)作为B超的补充。

辨证论治

一、气滞血瘀

主证:腰部隐痛、钝痛,脉正常或弦紧,舌质正常,或溺时小便突然中断,疼痛剧烈,上连腰腹,砂石排出后疼痛即缓解;或腰、侧腹部疼痛如掣如绞,痛引少腹,频频发作,痛时面色苍白,冷汗、呕恶,伴尿血或尿色黄赤,舌质暗红或有瘀斑,脉弦紧或缓涩。

治则:行气活血,通淋排石。

方药:石苇 10g、瞿麦 10g、冬葵子 10g、车前子(包)10g、滑石 15g、丹参 15g、炮山甲 10g、莪术 15g、川楝子 10g、金钱草 30g、鸡内金 6g。

绞痛难忍加琥珀粉(冲)2g,制乳香、制没药各 15g,尿血加白茅根 30g,小蓟 15g。

二、湿热下注

主证:恶寒发热,腰痛,少腹急满,小便频数短赤,溺时涩痛难忍,淋沥不爽,舌苔黄腻,脉弦滑或滑数。

治则:清利湿热,通淋排石。

方药:木通 6g、车前子(包)10g、瞿麦 10g、生大黄 6g、乌药 6g、琥珀粉(冲)2g、滑石 15g、莪术 15g、金钱草 30g、生甘草 10g。

热毒蕴盛者加蒲公英 30g、白花蛇舌草 30g,尿血加小蓟 30g、三七粉(分冲)2g,便秘生大黄加量或后下。

用法:水煎服,每日 1 剂。

三、肾阴不足

主证:头昏耳鸣,腰腿酸痛,小便淋沥或不爽,失眠多梦,时有低热,心悸,五心烦热,盗汗,眼干或涩,腹胀便秘,纳差,舌质红或少苔,脉细数。

治则:滋阴清热,通淋排石。

方药:知母 10g、黄柏 10g、生地 15g、山萸肉 15g、泽泻 10g、菟丝子 15g、黄精 10g、川牛膝 15g、鳖甲(先下)30g、金钱草 30g、鸡内金 6g。

腰腹癥块加生黄芪 15g、炮山甲 10g,便秘加何首乌 15g、元参 15g。

用法:水煎服,每日 1 剂。

四、肾阳不足

主证:腰腿酸重,精神不振,全身怯冷,四肢欠温或下半身常有冷感,尿频或小便不利,夜尿多,面色苍白,舌淡苔白,脉沉细弱。

治则：温补肾阳,通淋排石。

方药：肉桂 6g、熟地 20g、山萸肉 15g、车前子(包)10g、泽泻 10g、川牛膝 15g、白术 12g、肉苁蓉 10g、金钱草 20g、鸡内金 6g。

兼脾虚者加生黄芪 30g、党参 10g,伴见癥块者加炮山甲 10g。

本病实证为湿热蕴结,气机阻滞,血瘀络阻,故以通、利为主,但究其根源为肾虚气化失司,故对于前两证,应加 1~2 味补肾之品,如补骨脂、菟丝子、肉苁蓉等,以固其本;虚证乃由实证发展而来,实邪未去,正气已伤,实为虚实夹杂之证,故应在扶正的基础上,根据正虚的轻重情况适当加少量行气活血、破瘀散结、化痰软坚之品,以治其标。

在应用上述治疗时,要掌握好适应证。对于肾功能尚可(包括肾和全肾功能)、结石横径在 1cm 以内,有无严重感染、狭窄、梗阻及急尿闭等情况,可单独应用,否则需配合其他治疗以尽快解除梗阻、控制感染,以防肾功能发生严重破坏。在治疗期间应随时监测肾功能,B 超及核素扫描较为适宜,必要时复查静脉肾盂造影。

中药化石法—多采用破瘀软坚化痰及渗湿利尿通淋之品,如莪术、三棱、夏枯草、生牡蛎、鳖甲、胡桃、海浮石、鱼脑石、火硝、金钱草、海金沙、鸡内金、玉米须、冬葵子等。可辨证使用上述药物。

经验方

1.石苇草 10g、冬葵子 10g、滑石 15g、丹参 15g、炮山甲

10g、琥珀粉(冲)2g、补骨脂10g、火硝2g。血尿加白茅根、小蓟;绞痛加徐长卿、川楝子;湿热加蒲公英、白花蛇舌草。

2.排石汤:金钱草30g、海金沙15g、石苇15g、鸡内金6g、冬葵子10g、泽泻10g、海浮石15g、三棱10g、丹参15g、川楝子10g、乌药6g、补骨脂10g、菟丝子15g。

3.自创尿石症方:威灵仙30~60g、鸡内金10～15g、金钱草30g、车前子20~30g、泽泻20~30g、怀牛膝20~30g、炒枳壳10~20g、海金砂20~30g、海浮石10~20g。热重加山栀、白花蛇舌草,痛重加乳香、没药,尿血加白茅根、小蓟、仙鹤草。每日1剂,水煎两次,取药合匀,分3~4次服用。每次服用药水不小于250ml。并坚持每天做跳绳运动,每天2次,每次不小于15分钟,用此方治疗尿结石数百例,一般服药15剂可以排出结石。效果最好者服药3剂,排出绿豆大小的结石9粒。

针灸疗法

1.体针:选用肾俞、膀胱俞、三阴交、关元、水道。疼痛重者加足三里、京门。一般用中强刺激,绞痛者用强刺激。每日或隔日1次,每次留针30分钟。

2.电针:肾及输尿管上段结石取穴肾俞(阴极)、膀胱俞(阳极);输尿管中、下段结石取穴肾俞(阴极)、水道(阳极)。电流强度由弱渐强,以病人能耐受为度,持续20~30分钟,每日或隔日1次。

护理预防

1.每日饮水量2000~3000ml,一天中平均分配(心血管患者适当减量)。

2.限制某些富含成石物质的食物,但注意应以不影响营养为度。动物内脏和菜花含嘌呤较多,高尿酸者忌用。菠菜含草酸极高,最好少吃,草酸钙结石患者应避免食用。苋菜、竹笋、豆腐亦不宜一次吃得太多。我国饮食一般缺少易吸收的动物性钙、磷,所以少量的牛奶或乳制品不必限制,但重度高尿钙病人例外。

3.忌食辛辣甘味精制食糖及其制品、饮料等皆可增加尿钙,结石患者宜加以控制。茶以不饮或饮淡茶为好。饮酒可增加尿酸水平,酒后还易引起尿的浓缩,故应禁忌。

4.医疗运动:适当增加运动,如跳跃、跑步或弯腰侧卧行肾区叩击。如结石位于肾下盏,则采用头低脚高(半倒立)侧卧位,同时适当地进行肾区叩击。

5.中药防石:实验证明如五苓散、加味八正散(八正散加金钱草、海金砂、鸡内金、石苇),结石通(主要由金钱草、石苇、茯苓、玉米须等 8 种中药组成)等有预防尿结石复发的作用。临床可酌情选用。

第二十四节　阴虱证治

阴毛生虱又称"阴虱",属于性传染性小疾。但患此病者,可见阴毛处生有八脚虱,奇痒难忍,抓破后色红,影响睡眠及性欲,此病较难除根,必耐心治之。

治则:杀虱止痒。

首先用针挑去虱,随即外搽"银杏无忧散"用外洗灭虱液洗患处,一般连用一月可愈,但避免再染。

方药 1：银杏无忧散：水银、轻粉、杏仁、芦荟、雄黄、狼毒各 3g，麝香 0.1g。

用法：共研细末，外搽患处，每日 2 次。

方药 2：灭虱液：生百部、蛇床子、地肤子、硫黄各 20g。

用法：水煎取液外洗，每日 1 次，连洗 10 天。

第三章　男性内科病证治

第一节　不育症证治

概说

处在生育年龄的夫妇,结婚同居 3 年以上(未避孕),因男性生殖机能障碍致使女性不孕,称为男性不育症。不育症可分为绝对不育和相对不育两类, 前者指男性有先天或后天解剖生理缺损,而致女性不能受孕;后者指有受孕可能,但因某种原因阻碍受孕或降低生育能力,致使女性不能受孕。绝对不育目前治疗尚属困难,相对不育大多可以治愈。据统计, 男性不育占所有不孕症的 35 %~50 %。

早在公元三世纪,我国医学家已认识到女性不孕与男性有关。古人说:"乾民脉浮弱而涩,为无子,精气清冷。"把男性不育概括为"天、漏、犍、怯、变"。"天"即"天宦",泛指精关不固,精液滑泄。"犍"指阴茎及睾丸切除者。"怯"即阳痿不举。"变"又称"人妖",即类似两性畸形。古代也有人则把男性不育的病因归纳为六种:男性不生子,有六病……六病为何? 一精冷也,一气衰也,一痰多也,一相火盛也,一精少也,一气郁也。

现代医学的性功能衰弱、睾丸疾病、精液或精子异常、前列腺病变等均可导致不育。

病因病理

一、先天因素

禀赋薄弱,精气虚冷,生殖机能低下,或"五不男"中各种先天发育异常,造成肾气虚弱或交合困难,以致不能受胎。

二、后天因素

(一)肾虚

《内经》云:"丈夫二八肾气盛,天癸至,精气溢泻,阴阳和,故能有子。"指出人的生殖机能主要受肾气的支配和控制。肾气旺盛,真阴充足,男子精成,两精相搏,即能生育。倘若素体亏虚,肾气虚弱,命火衰微,阳事不兴,或房事无度,肾精过耗,阴虚火旺,内热血枯,均可导致不育。

(二)脾弱

久病体虚,过劳伤脾,脾失健运,生化无源,气血不充,致使肾精亏乏,宗筋失养而生育无能。

(三)肝郁

情志不遂,肝气郁结,疏泄失常,导致冲任失和,气滞血瘀,宗筋弛纵而不育。

(四)痰湿

平素过食膏粱厚味,痰湿内生,阻遏气机,致使精窍不利,射精不能,或精液稀薄量少。湿热下注于肾,又可引起阳痿遗精而影响生育机能。

辨证论治

一、肾虚不育

主证:婚后不育,腰膝酸软,性欲低下,阳痿早泄,遗精尿频,神疲无力,头昏目眩,精液稀薄,或过于稠黏,精子数少,活动力弱。偏阳虚者兼见面色苍白,畏寒肢冷,舌淡苔白,脉沉迟;偏阴虚者兼见手足心热,烦渴不寐,舌红苔少,脉细数。

治则:补肾益精

方药 1:偏肾阳虚:熟地 20g、白术 15g、当归 15g、枸杞 20g、山茱萸 15g、巴戟天 10g、仙灵脾 10g、肉苁蓉 20g、炒韭子 10g、蛇床子 10g、制附片 6g、肉桂 6g、紫河车 10g。

用法:水煎服,每日 1 剂。

方药 2:偏肾阴虚:菟丝子 15g、枸杞子 20g、五味子 10g、车前子 10g、覆盆子 10g、山茱萸 10g、熟地 20g、山药 15g、茯苓 10g、丹皮 10g、当归 15g、紫河车 10g。虚火盛者酌加知母、黄柏、地骨皮。

用法:水煎服,每日 1 剂,或炼蜜为丸服。

二、气血亏虚

主证:面色萎黄,少气懒言,形体衰弱,心悸失眠,头目眩晕,纳呆便溏,精液量少,精子不足,活动力差,舌淡苔薄,脉沉细无力。

治则:气血双补。

方药:党参 20g、白术 10g、茯苓 10g、炙甘草 10g、当归 10g、川芎 10g、熟地 20g、白芍 20g、黄芪 30g、黄精 10g、仙灵脾 10g、菟丝子 10g。

用法:水煎服,每日 1 剂。

三、肝郁血瘀

主证：婚久不育，抑郁沉闷，胸胁胀满，口苦目眩，心烦少眠，或伴阳痿，或射精不能，舌质暗红，可见瘀点，苔薄，脉涩或弦。

治则：疏肝行气，活血通络。

方药：柴胡 10g、当归 20g、白芍 20g、川芎 10g、香附 10g、红花 10g、路路通 10g、穿破石 10g、菟丝子 10g、仙灵脾 10g、枸杞子 20g、黄芪 30g。

用法：水煎服，每日 1 剂。

四、痰湿内蕴

主证：体态虚胖，素多痰湿，面色苍白，神疲气短，肢体困倦，头晕心悸，精液黏稠不化，或射精障碍，舌淡苔白腻，脉沉细。

治则：燥湿化痰，利气通窍。

方药：苍术 10g、陈皮 10g、茯苓 10g、白术 10g、党参 20g、法夏 10g、附片 10g、枳实 10g、车前子 10g、泽泻 10g、路路通 10g、穿山甲 10g。

用法：水煎服，每日 1 剂。

第二节　癃闭证治

概说

癃闭是以小便排出困难，少腹胀痛，甚则小便不通为主要证候疾病。"癃"是有小便排出，但滴沥不爽，尿意频繁；"闭"是无小便排出，闭塞不通。通常反映排尿困难，淋漓不爽的病症合称为"癃闭"。《素问》云："膀胱不利为癃"。

癃闭和淋症是有区别的。《医学心悟·小便不通》说："癃闭与淋症不同,淋则便数而茎痛,癃闭则小便点滴而难通。"就其病情轻重而言,癃闭重于淋症,故《景岳全书》说:"癃闭为最危最急证也。小便不通则上侵脾胃而成胀,外侵肌肉而为肿,泛及中焦则为呕,再及上焦则为喘。"

癃闭就其病因而有虚实两端,所涉及的脏腑不外肺、脾、肾三脏。肺为水之上源,主通调水道,下输膀胱,肾为水之下源,主气化,司开合,脾居中州为水湿转运之枢机。故三脏机能失调,气化失常,就会使水液的排泄发生障碍,而致癃闭。《诸病源候论·小便病诸候》说:"小便不通,由膀胱与肾俱有热故也,……肾与膀胱既热,热入于胞,热气太盛,故结涩令小便不通,小腹胀满气急。"

癃闭男性与女性均可罹患,本节所论癃闭,只限男性因前列腺肥大而引起者,其特点为小便不通,会阴部胀痛,肛指检查可发现前列腺增大。其他原因引起的本节不作论述。

病因病理

一、湿阻膀胱,气化不利

喜食辛辣肥甘之品,或素体湿盛,致湿热下注膀胱,气机阻滞,而致膀胱气化不利,小便排出困难,形成癃闭。

二、肾阴不足,机能失调

素体阴虚,或房事过度,肾阴耗损,或久病及肾,下损肾阴,或患热病,热邪耗伤真阴,而致阴虚。阴虚则阳气偏亢,机能失调,气化不利,小便不通,形成癃闭。

三、肾阳不足,命门式微

素阳虚,或房事不节,肾阳衰微,或久病伤肾,而致命门火衰,所谓"无阳则阴无以化",膀胱失于温煦,气化无权而小便不通,形成癃闭。

四、中气不足,气运无力

过劳伤脾,或饮食不节,脾胃受损,而致中焦气虚,不能升清降浊,湿热下注,使膀胱气化受阻,形成癃闭。李东垣说:"脾病能使九窍不通"。

前列腺肥大引起的癃闭,多见于老年男性患者。由于年老脏腑虚衰,气血流行缓慢,故常伴有瘀血阻滞,使经络闭阻,故以上诸证型,均应考虑兼夹瘀血之症。

辨证论治

一、湿阻膀胱

主证:小便频数,量少,热灼疼痛,甚或不痛,小腹胀满,口渴不欲饮,舌质红,苔黄厚,脉弦滑数。

治则:清利下焦湿热。

方药:萹蓄 10g、木通 10g、滑石 15g、车前子 15g、瞿麦 10g、甘草 10g、栀子 10g、熟大黄 10g、王不留行 10g、牛膝 15g。

用法:水煎服,每日 1 剂。

二、肾阴不足

主证:小便频数,淋漓不畅,甚或不通,伴头昏耳鸣,遇劳即发,腰膝酸软,反复发作,口干,舌红,脉细数。

治则:滋阴清热利湿。

方药:知母 10g、黄柏 10g、生地 20g、泽泻 10g、茯苓 10g、丹皮 10g、山药 10g、山萸 10g、瞿麦 10g、牛膝 15g、前

仁 10g、萹蓄 10g。

用法：水煎服，每日 1 剂。

三、肾阳不足

主证：小便困难，点滴不畅，甚则癃闭不通，小腹胀急，畏寒肢冷，腰酸膝软，尿色清白，头昏耳鸣，舌淡苔白，脉沉细。

治则：湿补肾阳，佐以利尿。

方药：熟地 20g、泽泻 10g、山药 10g、茯苓 10g、丹皮 10g、山萸 10g、肉桂 6g、附片 6g、车前子 10g、牛膝 10g、甘草梢 6g、木通 6g。

用法：水煎服，每日 1 剂。

四、中气不足

主证：小便困难，或癃闭不通，神疲懒言，气短乏力，大便稀溏，尿清白，舌淡苔白，脉沉弱。

治法：补中益气，利尿通闭。

方药：白术 6g、黄芪 10g、陈皮 6g、党参 6g、甘草 3g、升麻 3g、柴胡 3g、当归 3g、泽泻 3g。

用法：水煎服，每日 1 剂。

单验方疗法

方 1：食盐 500g、生葱 300g。

用法：将生葱切碎，和盐入锅内炒热，用布袋盛装，待温度不烫皮肤时，即熨敷脐周围及小腹，冷则换之。一般需要更替热敷数次，持续熨 4 小时，可连熨 3 日。

方 2：栀子 4g、独头蒜（紫皮佳）1 头、麝香 0.3g、食盐 5g。

用法：诸药混合捣烂如膏，摊于 5~8cm² 胶布中央，贴于神阙穴、关元穴，一般 12~24 小时小便即通。重症可兼贴阴囊。

方 3：麝香 0.3g、血竭 1g。

用法：共研细末，将药物敷于脐部，以 4cm 胶布覆盖粘贴即可。

方 4：独头紫皮大蒜 2 头（去皮）、蝼蛄 5 个。

用法：上二味共捣为泥，贴敷于脐部，约 1 小时即见效。

方 5：磁石、商陆各 5g，麝香 0.1g。

用法：将磁石、商陆研成极细粉末后加入麝香研匀，将药面分为 2 份，分别摊放于神阙穴、关元穴，覆盖胶布，一般数小时见效，待自行排尿时即去掉药面，连用 3 天。（《浙江中医杂志》1983（11）方）

方 6：甘遂细面 15g、芒硝 30g。

用法：上药混合敷脐中，每日换药 1 次，敷药后患者感觉皮肤发热，即有排尿感。（《常见病中草药外治疗法方》）

方 7：蜗牛 3 个、葱白三根。

用法：将上二味捣烂如泥，贴敷于脐中，用手摩擦脐下皮肤。

方 8：大田螺 1 个、麝香 0.3g。

用法：将大田螺捣烂，加入麝香拌匀，敷于脐下 2 寸处。（《上海中医药杂志》1959（9）方）

方 9：鲜青蒿 200~300g。

用法：上药捣烂（勿让药汁流走），然后敷于肚脐，外盖油布,包扎固定,换药一次。

方10:蓖麻子肉(去壳)10粒、田螺5个、食盐10g。

用法:将上药捣烂如泥,敷于脐中,外用胶布固定,每日换药一次。(《中医外治法奇方妙药》方)

方11:菟丝子160g、韭菜100g。

用法:将上药水煎取药汁,倒入浴桶中,浸坐其中,药汁浸泡至脐下及下肢,热气内达,尿即通。

方12:王不留行、皂角、葱白(带须)各100g。

用法:上药水煎取汁,候温泡脚15~20分钟。

方13:白菊花根(鲜)100g。

用法:上药捣烂,用好白酒冲和取汁,温服30~50ml。(武当土方)

方14:蝼蛄10只(焙焦)、蟋蟀10只(焙焦)、水蛭20g(焙干)。

用法:共研细面,每次冲6g,早、晚各服1次,孕妇忌服。

方15:新鲜垂柳嫩根50g、大红参10g。

用法:选煎红参30分钟,再加入柳根,加入煎煮30分钟,取药汁400ml,分2次服。

方16:车前草(武当独根车前草)30g、升麻10g。

用法:水煎取汁200ml,一次服用。

针灸疗法

一、针刺疗法

取穴:曲骨、气冲、会阴、肾俞、志室、三阴交。发热者加合谷、外关,石淋加委阳,血淋加血海,气淋加太冲,劳淋加气海,膏淋加气海俞。

方法:患者先取仰卧位,用针在曲骨穴向耻骨内下方斜刺(45度),在气冲穴用同样手法向阴部中心方向斜刺。其他穴位常规手法,以针下得气为度。留针15分钟,可以用温针疗法在上述穴位上施治。

二、艾灸疗法

取穴:膀胱俞、阴陵泉、三焦俞、行间、太溪。发热加合谷、外关,石淋加委阳,血淋加血海,气淋加太冲,劳淋加气海,膏淋加气海俞。

方法:每日施灸1次,每个穴灸3~5壮,可用艾条悬灸,虚者可用青盐填脐部施灸。

第三节 淋症证治

概说

淋症是以小便频数,淋漓涩痛,少腹拘急,以尿频、尿痛为特征的病症。《金匮要略·消渴小便淋病脉证并治》说:"淋之为病,小便如粟状,小腹弦急,痛引脐中"。《诸病源候论·淋病诸候》说:"膀胱热则水下涩,数而且涩,则淋沥不宣,故为之淋。其状,小便出少起数,小腹弦急,痛引于脐。"这些论述对淋症的临床表现作了简要的描述。

淋症临床上有五淋之分:热淋、血淋、石淋、劳淋、膏淋。其病因多由湿热、肾虚等因素引起。如《诸病源候论·淋病诸候》载:"若饮食不节,喜怒不时,虚实不调,则脏腑不和,致肾虚而膀胱热也。"张景岳说:"淋之初病,则无不由乎热剧,无容辨矣。但有久服微凉而不愈者,……此惟中气下陷及命门不固之证也。"可见本病的病因有湿、热、虚之分。

淋病和现代医学的肾盂肾炎、膀胱炎、尿道炎、肾及输尿管结石等病相似，而急、慢性前列腺炎也属淋症范畴，其临床特点除上述尿频、尿痛等症外，尚有会阴部坠胀疼痛，前列腺液有异常发现，可以和其他淋症鉴别。本节所论淋症只限于男性因急、慢性前列腺炎所引起者。

病因病理

本病多发生于中青年男性，表现于尿路，实则与肝、脾、肾均有密切关系。

一、下焦湿热

湿热之邪，可由内生。由外入者皆因感受热毒、湿热秽浊之邪下注膀胱；由内生者多由嗜食肥甘辛热之品，脾胃受损，运化失常，积湿生热下注膀胱。膀胱储藏尿液，气化正常才能排出，湿热于膀胱，气化失司，水道不利故成淋症。

二、肾阴不足

禀赋不足素体阴虚，或房事不节，或热病伤阴，或久病及肾等因素皆可损伤肾阴。肾属水，肝属木，肝木靠肾水以滋养，若肾阴不足肝阴也亏，阴虚则阳无以制，龙雷之火升腾，气化失常，水道不利而成淋症。

三、气血瘀滞

情志不调，喜怒不时则肝失疏泄，气血流行不利，脉络瘀滞，气行则血行，气滞则血瘀，气血瘀滞则三焦不利，水道不通故成淋症。

四、脾肾虚损

禀赋不足阳气虚弱,劳倦过度,饮食不节,致脾阳受损,运化失常,水湿下注,或房事不节损伤肾阳,开阖失司,气化不行,故小便淋沥不畅,形成淋症。

辨证论治

一、热毒湿热下注

主证:小便频数,量少涩痛,尿意不尽,小腹拘急,会阴部胀痛,或伴发热、口干、睾丸胀痛,苔黄腻,脉滑数。(现代医学检查:前列腺肿大,前列腺液白细胞增多等。)

治则:清热利湿,解毒化瘀。

方药:胆草 10g、栀子 10g、黄芩 10g、柴胡 10g、当归 15g、生地 20g、车前草 10g、木通 10g、泽泻 10g、甘草 10g、赤芍 10g、蒲公英 30g、银花藤 20g。

用法:水煎服,每日 1 剂。

二、阴虚火旺

主证:小便淋沥,灼热涩痛,阴部坠胀,伴头昏耳鸣,腰膝酸软,手足心热,梦遗早泄,苔少舌红,脉细数或弦数。

治则:滋阴泻火,利尿通淋。

方药:黄柏 10g、知母 10g、熟地 20g、泽泻 10g、茯苓 10g、丹皮 10g、山药 10g、山萸 10g、三七粉 6g、车前草 10g、银花藤 20g。

用法:水煎服,每日 1 剂。

三、气血瘀滞

主证:小便涩痛,淋沥不爽,脐腹满闷,小腹或会阴部胀痛、坠痛,痛引睾丸,舌质暗或有瘀斑,脉弦,苔薄白。

治则:理气化瘀,利尿通淋。

方药:沉香 10g、陈皮 10g、王不留行 10g、元胡 10g、赤白芍 10g、当归 15g、川楝子 10g、石苇 10g、茯苓 10g、滑石15g。

用法:水煎服,每日 1 剂。

四、脾肾阳虚

主证:尿痛不爽,会阴坠痛,尿道刺痒,时有白色黏液排出,气短懒言,四肢酸楚,心悸失眠,腰痛滑精,食欲不振,大便溏泄,遇劳即发,苔白,脉沉细。

治则:温肾补中,化浊祛湿。

方药:熟地 20g、山药 10g、山萸 10g、枸杞 20g、菟丝子 10g、仙灵脾 10g、肉桂 6g、黄芪 30g、白术 20g、车前子 15g、木通 10g、党参 15g、泽泻 10g。

用法:水煎服,每日 1 剂。

第四节　狐惑病证治

概述

狐惑病是以口腔、眼、生殖器溃烂为主要临床表现的一种疾病。多发于青壮年,男性与女性皆可患病,而男性较之女性愈合困难。武当道教医药认为,狐惑病与现代医学的贝赫切特病(眼、口、生殖器三联综合征)相类似。临床表现主要以口腔黏膜、咽部有复发性痛性溃疡;眼部以结膜炎为主要症状,反复发作性虹膜睫状体炎,以及其他眼部疾患;外生殖器(包括肛门)反复出现溃疡,皮肤表现结节性红斑样皮疹,脓疱疮等损害,有的患者面部颜色呈异常改变。

发病原因

一、风湿蕴毒

多因直接感受风寒病邪，或素体亏虚又复感湿热邪气，以致风湿毒火上攻头面，遂发目赤如鸠，口舌生疮，邪犯肌表，卫气被郁，则发热恶寒。

二、湿热内蕴

感受湿热毒气，或过食肥甘厚味，损伤脾胃，湿热内生，或素体脾胃虚弱，湿热内阻，以致湿热毒火上熏口眼，则目赤口疮，下注外阴，发为阴蚀，壅结脾胃，运化失调，而胸闷食少。

三、阴虚内热

阴虚乏水，或病久伤阴，或热病后养息不当，亡津伤阴，或长期服用苦寒克伐之剂，化燥伤阴，以致阴虚生内热，虚火上浮，扰乱神志，咽干口燥，虚火内积，口疮阴蚀，灼痛难愈。

辨证论治

一、风湿蕴毒

主证：初发口腔溃疡，双眼发红，畏光流泪，口渴咽干，发热头痛，便干溲赤，舌苔黄，脉濡数。

治则：除风祛湿，清热解毒。

方药：大青叶15g、黄连15g、山栀子15g、白花蛇舌草30g、牛蒡子10g、桔梗15g、金银花20g、连翘15g、僵蚕15g、水牛角50g、板蓝根30g、野菊花15g。

用法：水煎服，每日1剂。

二、湿热内蕴

主证:口腔、咽喉、会阴等部位黏膜溃疡,覆有脓苔,红肿灼痛,缠绵难愈,口苦咽干,腹满食少,骨节酸痛,舌红、苔黄腻,脉滑数。

治则:清热解毒,利湿止痛。

方药:白花蛇舌草 40g、金银花 25g、板蓝根 25g、蒲公英 25g、黄连 15g、佩兰 15g、栀子 15g、龙胆草 15g、水牛角 50g、车前子 20g、泽泻 15g、丹参 20g。

用法:水煎服,每日 1 剂,每日 2 次,每次 200ml。

三、阴虚内热

主证:口、咽、外阴等部位黏膜长期溃疡,患处暗红灼痛,低热起伏,心烦不宁,失眠多梦,头昏目眩,视物模糊,口燥咽干,下肢红斑结节,舌质红或光红无苔,脉细数。

治则:滋肾养肝,育阴清热。

方药:鳖甲 15g、地骨皮 15g、知母 15g、金银花 25g、连翘 15g、女贞子 15g、旱莲草 15g、枸杞子 25g、麦门冬 15g、当归 15g、白芍 20g、熟地黄 30g、山茱萸 20g。

用法:水煎服,每日 2 次,每次 200ml。

其他疗法

一、中药验方

1.槐实、苦参各 100g,芦荟 50g,干漆 3g,广木香、桃仁各 100g,青葙子、明雄黄、广犀角各 50g。共研极细末,水泛为丸,每次 6g,每日 2 次。与甘草泻心汤同服,可提高疗效,但是甘草用量宜大,一般为 30~70g,生炙各半。

2.当归、甘草各 20g，土茯苓 50g，壁虎 5~8 条，赤小豆、板蓝根、鹿角各 40g，露蜂房、连翘、薏苡仁各 25g，泽泻 15g。每日 1 剂，水煎服，每日 2 次，每次 200ml。

3.当归 20g、甘草 15g、玄参 20g、金银花 50g、苦参 25g、白鲜皮 25g、土茯苓 50g、牡丹皮 25g、丹参 15g。每日 1 剂，水煎服，每日 2 次，每次 200ml。

4.炙附子、党参、白术、茯苓、半夏、三棱、当归尾、赤芍、红花各 15g，肉桂、干姜、甘草各 5g。每日 1 剂，水煎服。每日 2 次，每次 200ml。

5.枸杞子 25g、菊花 15g、当归 15g、白芍 20g、熟地黄 30g、山药 20g、山茱萸 20g、牡丹皮 15g、茯苓 15g、泽泻 15g、麦门冬 15g、菟丝子 15g、女贞子 15g、龟板 20g。每日 1 剂，水煎服，每日 2 次，每次 200ml。

6.龟板 15g、石斛 15g、沙参 15g、甘草 10g、白花蛇舌草 30g、板蓝根 25g、黄连 15g、生石膏 30g、知母 20g。每日 1 剂，水煎服，每日 2 次，每次 200ml。

7.人参 15g、茯苓 15g、白术 15g、炙甘草 10g、陈皮 15g、半夏 15g、黄芪 25g、薏苡仁 30g、山药 20g、鸡内金 15g。同时配合艾叶、黄药子、白矾煎汤外洗。

8.大麦 30g、大枣 6 枚、甘草 5g。每日 1 剂，水煎服，每日 2 次，每次服 200ml。

二、外治疗法

口腔溃疡用金银花、菊花泡水，1 日多次含漱，外用锡类散，或 2%硝酸银溶液；咽部溃疡可用冰硼散吹喉，亦可用金银花片含化，每次 2 片，每日 3 ~ 4 次；外阴溃疡用苦参、蛇床子煎水坐浴。

医家提示

有以下 3 点提示：①平时要注意预防感冒，一旦感冒应及时治疗，以免继发本病，使病情迁延反复。②饮食宜清淡，少食肥甘厚味，做到不吸烟，不饮酒。③发病之后，应去正规医院就诊治疗，绝不能找江湖医生治疗，以免上当受骗，贻误病情。

第五节　男性更年期综合征证治

概述

男性的更年期综合征是男性从成年向老年过渡阶段，由于肾气渐衰导致脏腑功能失调而出现的一类病症。男性更年期综合征比女性出现晚，一般应在 50～60 岁，由于体质、生活、精神等因素的影响而早晚不一。临床以体态发胖、性情改变、性功能紊乱为特征。

本病的诊断，除了要注意年龄因素外，首先要具备"诸症"的特点，即不是一个症病（如阳痿、早泄等），应该有数个症状同时或交替出现。本病以性功能衰退为特征，应该在充分排除其他器质性病变的情况下进行。一般来说，病人症状虽很明显，但临床体验及辅助检查均无特殊发现。

本病常常出现以下几组症状：①失眠、心慌、头晕、头痛、全身乏力，注意力不集中，感觉迟钝，忘前失后，精神恍惚，悲伤欲哭。②心悸怔忡，心胸憋闷，动辄汗出，精神空虚，对自己的工作能力缺乏信心，工作能力减退。③烘热汗出，发作时面部及四肢自觉"热气往上冲"情感激动时尤甚。耳鸣耳聋,腰膝酸软,大便秘结,小便频数,便而不畅。④性欲减退,阳痿早泄,阴茎及睾丸觉凉,阴部汗多并清稀而凉,小便清长,大便稀溏。⑤情志不畅,忧郁烦闷,烦躁易怒,头昏眼花,耳鸣失聪,关节酸痛,不耐疲劳,皮肤瘙痒发麻,皮下有蚁行感,尤以面部及四肢明显,头发脱落进展迅速。⑥精神疲倦,困乏无力,肌肉酸痛,形寒肢冷,少腹冷痛,食欲减退,大便稀溏,五更泄泻,形体消瘦,苍老憔悴。⑦头昏目眩,耳鸣失聪,潮热盗汗,虚烦不寐,夜寐梦多,口燥咽干。⑧焦虑忧郁,多愁善感,自卑胆怯,寐多噩梦,神思敏感,嫉妒猜疑,甚至有恐怖心理。⑨社会交流能力差,常有自闭倾向,不愿意与人交谈。

　　本病是临床上最为常见男性多发病之一,运用武当道教医药治疗,常常可收到良效。

发病原因

一、肾阴虚

　　若素体肾阴不足,"七八"之年,肾精渐衰,精不化阴,肾阴渐亏,当机体不能自身调节而保持阴阳平衡时,就会出现以肾阴亏损为主症的更年期综合征。肾阴不足,阴虚则生内热,可表现为阴虚内热;"肝肾同源",肾阴不足,肝阴无源,又可形成肝肾阴虚阳亢之证;肾精不足,精不生血,进而出现阴虚血燥,肾阴不足,肾水不能上济于心,则水火失济,又常易形成心肾不交之证。

二、肾阳虚

　　肾阳乃肾精所化,是人体各脏腑生理活动的原动力。若素体阳虚,"七八"之年,肾精渐衰,精气不化气,肾阳益衰,当机体不能自身调节而保持相对平衡时,就可出现以肾阳虚为主证的更年期综合征。肾阳不足,命门火衰,火不生土,脾失湿煦,则脾阳虚弱,而形成脾肾阳虚之证;脾土失温则脾湿不化,脾为生痰之源,湿郁生痰,又可形成痰湿中阻之证;若情志不遂,肝气郁滞,肝郁克脾,脾失健运,也可形成肝郁脾虚之证。

三、肾阴阳俱虚

若素肾气不足,更年之时,"肾脏衰"而"精少",精少则化阴不足,化阳无权,呈肾阴、肾阳同时虚衰之势,即可形成肾阴阳俱虚的更年期综合征。总之,本病之成,主要是由于肾气虚衰,阴阳失调,脏腑功能紊乱所致。

辨 证 论 治

一、阴虚内热

主证:形体消瘦,潮热盗汗,咽干颧红或手足心热,溲黄便秘,舌红少苔,脉细数,或兼见头晕耳鸣,记忆力减退,腰膝酸软,性功能减退等。

治则:滋补肾阴,清热降火。

方药:沙参 15g、五味子 20g、天门冬 20g、龟板 15g、鳖甲 15g、知母 20g、黄柏 10g、熟地黄 30g、山药 20g、山茱萸 20g、牡丹皮 15g、茯苓 15g、泽泻 15g。

用法:水煎服,每日 1 剂,每日 2 次,每次 200ml。

二、肝肾阴虚

主证:头晕目眩,耳鸣健忘,急躁易怒,易于激动,或精神紧张,失眠多梦,五心烦热,咽干颧红,腰膝酸软,胫酸而痛,甚或遗精,舌红少苔,脉弦细数,或见肢体麻木,皮肤刺痒或干燥失润，大便干燥等。

治则：滋补肝肾，育阴潜阳。

方药：生龙骨 50g、生牡蛎 50g、龟板 15g、酸枣仁 15g、五味子 15g、百合 20g、制首乌 25g、熟地黄 30g、枸杞子 25g、天门冬 20g、麦门冬 15g、桑椹子 15g、女贞子 20g。

用法：水煎服，每日 1 剂，每日 2 次，每次 200ml。

三、心肾不交

主证：心烦不宁，健忘多梦，心悸怔忡，腰膝酸软，甚者遗精，舌质尖红，苔薄黄，脉细弱或细数。

治则：滋阴降火，交通心肾。

方药：黄连 10g、阿胶 15g、黄芩 10g、白芍 20g、麦门冬 15g、酸枣仁 20g、柏子仁 15g、远志 10g、五味子 15g、枸杞子 25g、旱莲草 20g、女贞子 20g。

用法：水煎服，每日 2 次，每次 200ml。

四、脾肾阳虚

主证：形体肥胖，面色苍白，畏寒肢冷，或倦怠乏力，表情迟钝，健忘多睡，或水肿便溏，或纳差腹胀，或腰膝及少腹冷痛，舌体胖大，舌质淡，苔薄白或白腻，脉细弱或沉迟无力。

治则：温阳补肾，健脾祛湿。

方药：熟地黄 25g、山药 20g、枸杞子 25g、鹿角胶 15g、菟丝子 20g、杜仲 15g、山茱萸 15g、沙苑子 20g、九香虫 15g、巴戟天 15g、肉苁蓉 15g、续断 25g、肉桂 6g（后下）、制附子 10g。

用法：水煎服，每日 1 剂，每日 2 次，每次 200ml。

五、肝郁脾虚

主证:情志抑郁或急躁易怒,胸胁胀满窜痛,善太息,纳呆腹胀,便溏不爽,肠鸣矢气,或腹痛欲泻,泻后痛减,舌质淡,脉弦等。

治则:疏肝解郁,养血健脾。

方药:陈皮 15g、砂仁 15g、当归 15g、白芍 20g、柴胡 15g、茯苓 15g、白术 20g、合欢花 15g、玫瑰花 10g、枳壳 25g、香附 15g、沙苑子 25g。

用法:水煎服,每日 1 剂,每日 2 次,每次 200ml。

六、肾阴阳俱虚

主证:头晕耳鸣,失眠健忘,悲喜无常,烘热汗出,畏寒怕冷,水肿便溏,腰膝酸软,性功能减退,舌淡、苔薄,脉细弱。

治则:滋补肾阴,温补肾阳。

方药:熟地黄 50g、山茱萸 40g、天门冬 30g、龟板 30g、鳖甲 30g、蛤蚧 1 对、鹿角胶 30g、菟丝子 50g、沙苑子 50g、蛇床子 40g、续断 50g、九香虫 30g、海马 2 对、巴戟天 20g、枸杞子 50g、制首乌 50g、女贞子 50g、怀牛膝 50g、远志 50g、益智仁 40g、当归 50g、肉桂 10g。

用法:共为细末,每日 2 次,每次 10g,冲服。

其他疗法

一、中药验方

1.山药、肉苁蓉、熟地黄、楮实子各 15g,杜仲、山茱萸、巴戟天、枸杞子各 20g,五味子、茯苓各 15g,远志、小茴香 10g,石菖蒲 5g。每日 1 剂,水煎服,每日 2 次,每次

200ml。此方适用于脾肾阳虚者。

2.枸杞子 25g,女贞子、当归、桑葚各 15g,茯苓、菊花、党参各 15g,熟地黄、龙骨、牡蛎、龟板各 20g。每日 1 剂,水煎服,每日 2 次,每次 200ml,此方适用于肝肾阴虚者。

3.白术、山药、茯苓、附片各 20g,鹿角胶、巴戟天、仙茅、淫羊藿、菟丝子、益智仁、覆盆子各 20g,补骨脂 15g,狗肾 1 具。共为细末,冲服,每日 2 次,每次 5～10g。此方适用于脾肾阳虚者。

4.当归、五味子、柏子仁各 15g,丹参、石菖蒲各 15g,炙远志 10g,熟地黄、酸枣仁、龟板、珍珠母各 25g。每日 1 剂,水煎服,每日 2 次,每次 200ml。此方适用于心肾不交者。

5.枳壳、茯苓、瓜蒌、郁金、酸枣仁、炙甘草、柴胡各 15g,竹茹、白芍各 20g,陈皮、黄连各 10g。每日 1 剂,水煎服,每日 2 次,每次 200ml。此方适用于肝郁脾虚者。

6.柴胡、赤芍、白芍、川芎、黄芩、牡丹皮各 10g,生地黄 20g,当归、连翘、炒白术、山栀子、茯苓、天花粉各 15g,甘草 5g。每日 1 剂,水煎服,每日 2 次,每次 200ml。此方适用于肝郁脾虚者。

7.熟地黄、山药、沙参、五味子、山茱萸各 20g,牡丹皮、麦门冬、知母、黄柏、茯苓、泽泻、地骨皮各 15g。每日 1 剂,水煎服,每日 2 次,每次 200ml。上适用于肝肾阴虚者。

8.仙茅、淫羊藿各 25g,巴戟天、熟地黄、山茱萸、当归各 20g,知母、黄柏各 15g。每日 1 剂,水煎服,每日 2 次,每次 200ml。此方适用于肾阴阳两虚者。

9.淫羊藿、枸杞子、龟板、鹿角胶各 50g,巴戟天、知母、黄柏各 25g,酸枣仁、牡蛎、山茱萸、沙苑子各 40g,芡实 80g。诸药研细末,炼蜜为丸,每丸重 3g,每日服 3 次,每次 4 丸。此方属通治之方,适用于各证。

10.人参 15g、黄芪 20g、白术 20g、山药 20g、白扁豆 20g、菟丝子 20g、沙苑子 20g、补骨脂 25g、砂仁 15g、狗脊 15g、巴戟天 15g、续断 25g。每日 1 剂,水煎服,每日 2 次,每次 200ml。此方适用于脾肾两虚者。

二、针灸疗法

取大椎、关元、中脘、肾俞、合谷、足三阴穴。失眠配神门穴,易怒配肝俞穴,心悸配内关穴,健忘配列缺、心俞穴,眩晕配百会穴,耳鸣、耳聋配耳门、听宫等穴。除脾肾阳虚可施灸外,一般只针不灸,只补不泻,留针 15~20 分钟,隔日 1 次,7 次为 1 个疗程。

三、饮食疗法

1.乌龟、甲鱼各 1 个,去头尾及内脏,炖服,每周一次。

2.羊头 1 个(包括羊脑),黄芪 25g,水煮服食。

3.胡桃肉 3 个,鲜荷叶 50g,捣烂,水煎,每日 1 剂,睡前服。

医家提示

有以下 4 点提示:①学习一些有关男性更年期的知识,努力提高自我控制的能力,从而使症状减轻。②对于表现出的症状所带来的苦恼,要有乐观态度,善于自我宽慰,使意志不断坚强起来,做好自我调节。③采取积极措施,经常参加一些自己喜爱的文体活动。④在起居、睡眠、饮食等方面要有规律。

第六节　死精过多症证治

概述

死精过多症是现代医学的病名,武当道教医药因受历史条件所限,在文献中从未见过有这种病症记载。现代医学检查,精液检查显示死亡精子在 40%以上,称为死精过多症。即精液中的精子成活率小于或等于 60%。本症是男子不育的常见原因,多与肾阳不足,肾阴亏损,气血亏虚,精室伏热有关。

发病原因

由于多种原因导致肾阳或肾阴亏虚,肾的物质基础不足,难以产生正常的功能活动,或素体气血不足,难以生精,或精室伏热,热伤于精,终至本病。

辨证论治

一、肾阳不足

主证:死精过多,精液稀薄、清冷,腰膝酸痛,或伴阳痿,夜尿增多,或伴腰骶冷痛,或无明显全身症状,舌淡胖,脉沉迟。

治则:温肾壮阳,煦暖精宫。

方药:淫羊藿 15g、锁阳 15g、巴戟天 20g、熟地黄 50g、山茱萸 30g、附子 15g、肉苁蓉 30g、枸杞子 25g、黄芪 50g、当归 15g、韭菜子 20g、车前子 15g、菟丝子 25g、桑葚 25g、龟板胶 20g、鹿角胶 25g、薏苡仁 15g。

用法:共研细末,每次 5g,每日 3 次,冲服。

二、阴虚火旺

主证:死精多,精子活力低,精液量少而稠,心悸失眠,口咽发干,腰膝酸软,或早泄,或性欲亢进等,舌红少苔,脉细数。

治则:滋阴降火。

方药:鳖甲 15g、五味子 15g、酸枣仁 20g、远志 15g、女贞子 25g、当归 20g、巴戟天 20g、菟丝子 25g、沙苑子 25g、玄参 15g、熟地黄 30g、山茱萸 30g、山药 30g、牡丹皮 15g、茯苓 15g、泽泻 15g。

用法:共研细末,每次 5g,每日 3 次,冲服。

三、气血亏虚

主证:精子存活率下降,活力减弱,精液量或多或少,四肢乏力,头晕眼花,唇色淡白,面色无华,舌淡,脉弱。

治则:健脾益气养血

方药:黄芪 50g、当归 25g、鹿角胶 15g、阿胶 15g、紫河车 50g、韭菜子 30g、丹参 40g、赤芍 15g、人参 30g、何首乌 40g、炒白术 50g。

用法:共研细末,每次 5g,每日 3 次,冲服。

四、精室伏热

主证:死精多或全为死精,精液黏稠不液化,或为血精、脓精,少腹睾丸胀痛,小便灼热或频数,或射精痛等,舌红,苔黄腻,脉数或弦数。

治则:清解精室伏热,佐以活血通窍。

方药：知母 15g、黄柏 10g、生地黄 30g、白芍 15g、牡丹皮 25g、金银花 10g、当归 15g、续断 25g、野菊花 15g、白花蛇舌草 30g、白茅根 30g。

用法：水煎服，每日 2 次，每次 200ml。

其他疗法

一、中药验方

1.海马(灸)研细粉，每次 1～2g，每日 2～3 次，黄酒送服。

2.韭菜子炒热研粉冲服，每日 2 次，每次 5g。

3.蛤蚧 1 对研粉，早晚各 5g，冲服，服药期间忌房事。

4.当归、生地黄、熟地黄各 30g，续断、丹参、金银花各 25g，赤芍、白芍、王不留行、路路通、香附、菟丝子、山茱萸各 15g，牡丹皮、甘草各 10g，山药、淫羊藿、川楝子各 20g，橘核 15g。每日 1 剂，水煎服，每日 2 次，每次 200ml。

5.生地黄、赤芍、萆薢、肉苁蓉、菟丝子各 25g，黄柏、牡丹皮各 15g，车前子、淫羊藿、枸杞子各 20g。每日 1 剂，水煎服，每日 2 次，每次 200ml。

6.巴戟天、枸杞子、覆盆子、菟丝子、熟地黄、车前子、淫羊藿各 100g，山药、酸枣皮、炙龟板、五味子各 60g。共研细粉，每次 10g，每日 3 次，冲服。

二、针灸疗法

1.体针：取穴关元、中极、命门、肾俞。精子活力减弱、畸形者加足三里、三阴交、太溪穴；计数减少者加蠡沟、次髎穴；不液化者加三阴交、气海、太溪穴；患前列腺炎加会阴、次髎穴。

操作方法:刺腹部穴,针感向下传导至阴茎或会阴部(针尖向下斜刺 1.5～2 寸后用捻转补法)。其他穴位要求出现局部温热或酸胀感,留针 30 分钟。关元、命门、肾俞、足三里等穴针后加灸,以局部皮肤充血潮红为度,隔日 1次,20 次为 1 个疗程,疗程间隔 7 日。

(2)艾灸:取穴气海、关元、足三里、三阴交等。艾灸穴位应使其红润灼热为度,每次 20 分钟,每日或隔日 1 次,3 个月为一个疗程。阴虚火旺,精室伏热者忌用。

(3)耳针:取外生殖器、皮质下、内分泌、肾、神门,中等刺激,留针 20 分钟。

三、推拿方法

可于肾区、命门及少腹进行推拿,每日 1～2 次,每次15～20 分钟,同时配合自我按摩兜裹外肾法。

四、外治疗法

1.白芥子、毛茛等份,外敷关元穴,使穴位处皮肤潮红,起疱后,揭去药物,每隔 5 日 1 次,10 次为 1 个疗程。

2.小茴香、炮姜等份,研细粉用少许蜂蜜或蛋清调敷神阙穴,外盖敷料固定,5～7 日除去,可反复数次。主要适于肾气虚损所致者,而精室伏热者则不宜。

五、饮食疗法

1.驴肉适量,水煮,加豆豉、五香粉及食盐调味,熟后食用;或驴肉 250g,枸杞子、韭菜子、淫羊藿各 15g,食盐适量煮熟,弃药渣,食肉饮汤。

2.龟肉、小公鸡肉各 150g,加水适量炖熟,调味食用。

3.淫羊藿 50g,米酒 500ml。将淫羊藿置米酒中浸泡,20

日后可饮服,每日 1 次,每次 10 ~ 25ml。有振奋精神,促进精液分泌的作用。

4.狗鞭 20g,清水泡发,洗净用油沙炒酥,再用温水浸泡半小时,然后与洗净的羊肉 100g 同放入沸水锅中共煮,放入适量的花椒、生姜、料酒、肉桂,煮沸后改用小火煨至七成熟。最后将巴戟天、菟丝子各 15g,肉苁蓉 10g 装入纱布袋内,扎好口放入锅内继续炖至狗鞭、羊肉烂后捞出,切成块放碗内,加味精、食盐、植物油调好味,吃肉喝汤。适用于肾阳不足所致的死精过多症。

医家提示

有以下 3 点提示:①平时尽量避免射线及高温。②部分患者可继发于前列腺炎、精囊炎、睾丸炎等。在治疗死精过多症的同时,也应同时治疗原发病。③养成良好的生活习惯,起居有常,不妄作劳,积极参加各种健身及文娱活动,以增强体质。④节制性生活,注意保精。

第七节 秘方治性交受风

组成:金银花 30 克、生甘草 20 克、苦瓜干 20 克、鬼箭羽 15 克。

主治:男女性交不慎受风。

用法:上药加水 500ml,煎取药 200ml,一次饮用。

病例:刘××男,32 岁,修路班班长。1981 年,离家外出修路,4 月 25 日妻子来访,是夜性交时不慎受风。当即发高烧,经医生出诊,打针服药无效,来家请余出诊。外貌面红目合,半昏迷,探之体温 39.8℃,茶水不入,六脉沉微欲绝,状甚危殆,诊为色风病。黄岩《医学精要》内载此病,询其妻方知性交后才发病,遂投以上方,一服而热降至38℃,再服一剂,热退而愈。

按语:色风病,医籍少见,实为《伤寒论》内之少阴症也。性交后肾已虚,不慎风邪直袭肾脏,故现脉微细,但欲寐,面红为戴阳,邪在肾而腰痛。银花、甘草、苦瓜干,能解病毒消炎退热;鬼箭羽直入肾脏而驱邪外出。用麻黄附子细辛汤亦可,但不及上方之奇效平稳也。此方乃我业师以重金买得之秘方,用之确有奇效,我用此方救治了不少危重色感病人,今特公诸同道以广使用,以利病人焉。

按语:性交时受风,而发生急性症状,民间常称之为马上风或马下风。《国家级名老中医验方大全》中载有张炯标介绍的秘方治疗性交受风,摘编于此,以利弘扬。

第八节　附睾郁积症证治

本病是由于输精管结扎术后,或强烈性欲而不能随愿所引起的。临床以单侧或双侧阴囊坠胀疼痛、附睾肿大为特征。

男性结扎术后 3~6 个月,出现阴囊重坠胀痛,并牵引两侧精索、下腹部及腰部酸痛,每在劳累或房事后加重。若因性欲亢进所引起的,排精后可即刻缓解。同时,双侧附睾明显增大、质硬、表面不光滑,或有高低不平的硬性结节。严重者可造成附睾管壁破裂,精液外溢而形成精液肉芽肿。

武当道教医药认为此病类似"阴痛"范畴。认为本病是因血瘀湿阻或阳虚不运,导致经脉不畅,肝经失和而形成。

治则:清热利湿,理气活血。

方药:赤芍 15g、当归 15g、川芎 10g、红花 10g、桃仁 10g、橘核 10g、川楝子 10g、小茴香 10g、泽泻 20g、茯苓 20g、猪茯苓 20g、白花蛇舌草 30g、黄柏 10g、知母 10g、甘草 10g。

用法:水煎服,每日 1 剂。

第九节　精液不液化症证治

患者无自觉症状。只有精液排出体外,经实验室检查 24 小时,不能正常液化。

精液不液化武当道教医药认为与"肾虚"有关。多由房事不节、阴虚火旺或精宫虚寒,阳不化阴,或湿热下注,阻滞阳道,精浊混染而不化。

治则:温肾化浊,清利湿热。

方药:菟丝子 20g、淫羊霍 20g、续断 20g、巴戟天 15g、泽泻 20g、白茅根 20g、萆薢 20g、茯苓 20g、车前子 20g、丹参 30g、黄柏 15g、黄芩 10g。

用法:水煎服,每日1剂。

第十节　隐睾证治

隐睾指睾丸不能到位于阴囊。阴囊一侧或两侧较小,有发育不全的外表。腹股沟部的膨出表示睾丸的所在处。常可触知未降的睾丸。轻巧地用手指将睾丸推向阴囊,可测知睾丸的能动性。如隐睾为纤维带粘连所牵引,则很少能移动,多需手术治疗。

B超:精路造影可确定睾丸位置及形态。本病属武当道教医药的"天宦"范畴。多见于婴幼儿。认为多为先天不足,肾阳亏损所致。症现睾丸未降,阴囊空虚,伴有畏寒肢冷,大便稀溏,舌质淡、苔薄白,脉细弱。

治则:补肾温阳,益精补血。

方药:熟地 20g、菟丝子 15g、山药 15g、枸杞子 20g、当归 15g、鹿角胶 10g(烊化)、仙茅 10g、淫羊藿 10g、肉桂 6g(后下)、人参 10g、黄芪 30g

用法:水煎服,每日 1 剂。(若幼儿用此方,每剂药分 3~5 天服用。)

单侧隐睾丸以手术固定最为有效。术中若发现睾丸发育不良,有恶变可疑者,应将睾丸切除。

第十一节　举而不坚证治

举而不坚比早泄、阳痿要好得多。但也是一种男性的疾病,造成此病的原因主要是房事过度、肾虚、体弱所造成。此病主要靠食疗食补和养成良好的生活习惯,节制房事,克制情欲,就能很快治愈。再坚持用以下验方煎服泡脚,既能防病治病又能保持健康。

方 1:韭菜根 50g、淫羊藿 20g、芦根 15g、公鸡肾 3 刈。

用法:煮水服用,每日 1 剂。

方 2:松叶(针)20g、松花 15g、松根 30g。

用法:煮水泡脚,每日 1 剂。

第十二节　疲乏症证治

疲乏症属于亚健康状态的反应，表现为腰酸腿痛、精神不振、四肢无力，而到医院检查又没有什么大病，一切生理机能均正常，因此称疲乏症，又称疲劳过度。调节好自己的情绪，减轻劳动强度，增加睡眠时间的同时采用以下验方煎服，就能取得很好的治疗效果。

方 1：枸杞子 20g、不老草 20g、松花 10g。

用法：水煎服，每日 1 剂。

方 2：茅草根 15g、香椿枝 30g、牡蛎 50g。

用法：水煎服，每日 1 剂。

方 3：柏实 30g、柏叶 20g、竹叶 15g、制首乌 30g。

用法：水煎服，每日 1 剂。

方 4：青蒿 50g、白糖 10g。

用法：水煎服，每日 1 剂。

第十三节　尿道结核症证治

本病主要表现为尿道有分泌物，是由尿道黏膜溃疡所致，并有尿道灼热、隐痛、溢血、尿血。晚期可引起尿道狭窄，出现排尿困难，尿流变细，排尿无力，尿道形成粗索条状，结核性炎症也可向尿道周围阴茎海绵体浸润，形成尿道周围脓疡或尿道瘘。实验室检查，血沉可增快，泌尿系统造影和尿道镜检查取活组织检查有助确诊。

武当道教医药认为，本病系足厥阴肝经气滞、肝肾亏虚、痰湿乘虚下注凝结于玉茎而发病。临床表现为腰痛膝软、尿道灼痛、隐痛、流脓、尿血、小便黄赤、排尿困难、舌红少苔、脉弦细数。

治则：补肝益肾，化痰利湿，清热止血。

方药：生地、鳖甲、熟地各 30g，山萸皮、旱莲草、女贞子各 20g，夏枯草、白花蛇舌草各 30g，大贝母、山药各 15g，白茅根、车前子各 20g，生甘草 10g。

用法：水煎服，每日 1 剂。

第十四节　精囊囊肿证治

精囊囊肿是睾丸或附睾部的囊性肿病，囊肿内含精子。初起大多无主诉症状，偶尔有轻微疼痛或下垂感，囊肿呈圆形，手摸界限清楚，因精子常储存在此囊内，性交时排出精液中含精子量减少，可造成不育。

武当道教医药认为，阴囊属足厥阴肝经，故此病为肝郁气滞，痰湿内阻所致。虽为良性肿瘤，但因能影响性生活与生育能力，故应尽早治疗。如肿瘤较大，疼痛及下垂感明显者，内治法效果不佳者，应极早手术治疗。

内治方则：疏肝理气，化痰散结。

方药：当归 15g、白芍 20g、生地 20g、柴胡 10g、山栀 10g、贝母 10g、橘核 10g、夏枯草 30g、白芥子 20g、元参 20g、胆南星 10g、川楝子 10g、乌药 10g、香附子 10g、海藻 20g。

用法：水煎服，每日 1 剂。

第三篇 → 养生与保健

第一章　武当道教医药养生方药介绍

武当道教医药是中国医学遗产中的一颗璀璨明珠,她不但具有科学的自成体系的医学理论,而且在临床实践上积累了众多经验,创造了难以数计的著名方药,为中华民族的生息做出了重大贡献。历代前贤大德们根据武当道医理论和自身体验创制了许多著名方药,这些方药,很多是创方者根据自己身体需要,为了强身健体,抗拒疾病以达到道教医药一向追求的"长生久视"为目的,而创造出来的。所以这些方药中,养生方药占有很大的比重,起到了祛病健身、延年益寿的医疗作用。具体来说,养生方药也具有不同的属性,要因人、因时、因地而宜,即按照武当道教医药的"天人合一""整体观念""辨证施治"来选择适宜的补养良方,切莫胡补乱补,反而酿成大害。

武当道教养生方药大体可分为益气补血、滋阴壮阳、延年益寿、健脑定神、养颜美容、药膳食疗等多个方面。本章按疗效将武当道教医药养生方药分类择优加以介绍。

第一节　益气补血养生方

人体赖以生存者,唯气与血,血以养形,气以养神,血少气亏,则疾病顿生。因此,历代道医又有十分重视血与气的养护,认为这是养生的关键所在。著名的养血益气药物有人参、黄芪、当归、白芍、肉桂、鹿角、鳖甲等等,通过配伍,使之既具有补益作用,又不致亢而为害。这一类方药适用于慢性消耗性疾病的患者,也适用于老年体衰、精血俱耗的中老年人。

方药1:武当双补丸

组成:鹿角(镑细,以真酥60g,无灰酒500g煮干,慢火炒令干)250g,苍耳(酒浸一宿,炒干)250g,麋角(镑细,以真酥60g、米醋500g煮干,慢火炒干)250g,当归150g(细切,酒浸一宿,焙干)、山药、白茯苓(去皮)、黄芪(蜜炙)各120g,人参(去芦头)、沉香、沙苑蒺藜(拣去土,洗净,焙干)、远志(去心)、肉苁蓉(酒浸一宿,切焙干)各60g,附子(炮,去皮脐)30g。

制法:上为细末,用酒1.8升,糯米160g,煮烂,和捣,丸如梧桐子大。

用法:每服50丸,晨空腹温酒或盐汤送下。

功效主治:补虚损,生精血,去风湿,明目悦耳,强健腰脚,和悦阴阳,既济水火,百疾不生。

方药2:二至丸

组成:熟地黄(酒蒸)、龟板(酒浸、酥炙)、白术(麸炒)、黄柏(酒浸,炒)各90g,知母(酒浸炒)、当归(酒洗)、生地黄(酒浸)、白芍药(酒炒)、麦冬(去心)各120g,天冬(姜炒)60g,女贞子(冬至采集,酒浸三日,晒干)120g,旱莲草(夏至采集,洗净,晒干)120g。

制法:上为细末,枣肉同炼蜜为丸,如梧桐子大。

用法:每服50丸,空腹、午前服。服至100日,逢火日摘去白发,生出黑发是其验也。

功效主治:补虚损,暖腰膝,壮筋骨,明眼目,调养元气,滋益肾精,乌发。

方药 3:十补丸

组成:黄芪(蜜炒)30g,熟地黄(酒浸 9 次,陈米饭蒸)30g,白茯苓、山药、枸杞子、肉苁蓉(去皮)、牛膝(去芦)、香附子各 30g,何首乌(酒浸 9 次,与黑豆蒸晒 9 次,不见铁器)60g,黄精(酒浸,蒸晒 9 次,不见铁器)60g。

制法:上为细末,醋煮蒸饼糊丸,如梧桐子大。

用法:每服 50 丸,晨空腹温酒送下,盐汤亦可。年 50 以下者用枳壳,以上者用香附子麸炒去毛,煎汤送下。

功效主治:一补神,二补精,三补气,四补骨,五补血,六补肉,七补丹田,八补髓,九补脑,十补智。

方药 4:八制茯苓丸

组成:白茯苓 1250g(须皮光结实者,去皮,打碎如枣核大,分为 8 份),黄芪 180g(切片,水 1.2 升,煎至 600ml,煮茯苓 1 份,干为度),肉苁蓉 120g(酒洗,去筋,水 1.2 升,煎至 600ml,煮茯苓如前),人参 180g(水 1 升,煎至 600ml,煮茯苓如前),甘枸杞 180g(水 1.9 升,煎至 600ml,煮茯苓如前),补骨脂 150g(1.9 升,煎至 600ml,煮茯苓如前),何首乌 250g(用黑豆 750g,煎水 1.5 升,浸首乌,春秋 2 日,夏 1 日,冬 3 日,净浸过首乌豆汁,煮茯苓如前),秋石 120g(水 600ml 化开,煮茯苓如前),人乳 250g(煮茯苓如前)。

制法:将制过茯苓放入石臼内捣为细末,用米筛筛过,上甑蒸熟,众手为丸,如梧桐子大。

用法:每服 40 丸,早晚各 1 服,欲生子者,盐汤送下,乌须明目,用白开水送下。

功效主治:男性壮筋骨,生精血,乌须发,女性滋颜色,暖子宫,调经气。治疗一切虚损。

方药 5:万安丸

组成:肉苁蓉 120g(酒浸),干山药、五味子各 75g,炒杜仲 90g,牛膝(酒浸)、菟丝子(酒浸)、泽泻、白茯苓(酒浸)、熟干地黄、当归、山茱萸各 60g(去核),巴戟 90g(去心),赤茯苓(去皮)60g。

制法:上为细末,用苁蓉末 250g,酒熬膏和为丸,如梧桐子大。

用法:每服 50～70 丸,空腹温酒送下。

功效主治:补下元,起阴阳,安魂定魄,和三焦,散瘀积聚,消五谷,安脏腑,除心中伏热,强骨轻身,明目,去冷防风。治疗下元极虚。

方药 6:大力丸

组成:蒺藜(酒炒,炒,去刺)、白茯苓、白芍、苁蓉(酒洗)、杜仲(酥炒)、菟丝子(酒煮)、续断、当归、覆盆子、威灵仙、破故纸、薏苡仁各 45g,牛膝(酒洗)、无名异、自然铜(醋煅 7 次)各 30g,乳香、没药、朱砂(飞过)、血竭、青盐各 15g,天雄 60g(童便浸 5 日),象鳖 10 个(去头足翅,如无,用土鳖),跳百丈 10 个(去足),龙骨 60g(酥油炙)。

制法:上为细末,炼蜜为丸,每丸重 7.5g。

用法:每服 1 丸,早晚盐汤或黄酒送下。少时,用力行动,散于四肢。

功效主治:增力。治疗四肢无力,筋脉拘挛不舒。

方药 7:仙方三补丸

组成:破故纸 90g(隔纸炒令香熟),白茯苓 30g(去皮),没药 30g(无灰酒浸)。

制法:上候没药酒浸如饴糖样,用前 2 味为末,酒糊为丸,如梧桐子大。

用法:每服 20～30 丸,晨空腹白开水送下。

功效主治:补肾气,益心血。治疗诸虚百损。

方药 8:助神丸

组成:何首乌(用千里水淘高粱米泔水浸软,用竹刀去皮,晒干,赤白各半)900g,生地黄(投于水中,拣沉底者,天柳木甑中铺匀,瓦釜中用千里水,木甑安于釜上,桑柴火蒸,蒸得气通透,日中晒干,用生地黄自然汁洒匀,再晒干,如此蒸晒 9 次,晒干用)300g,当归(净洗,去芦头,焙干)210g,穿心巴戟 210g(酒浸,焙干),五味子(去枝,炒,焙干)210g。

制法:上药同于木杵臼内捣罗为细末,用地黄自然汁,银器熬成膏为丸,如梧桐子大,用瓷器贮放。

用法:每服 70 丸,晨空腹,晚食前各进一服,用温酒与地黄煎各一半相和送下。

功效主治:滋阴助阳,益血气,黑须发,润泽肌肤,荣养肌肉,明目,壮筋骨,益精补髓。治疗诸虚阳痿,须发早白,肌肤枯槁,两目昏花。

方药 9:秘传固本丸

组成：人参、生地、熟地、麦冬（去心）、菟丝子（酒制）、枸杞子、覆盆子、小茴（盐炒）、五味子、肉苁蓉、巴戟、山药、山茱萸（去核）、牛膝（酒制）、杜仲（姜炒丝尽）、当归（酒制）、茯苓（去皮）、川椒（去目合口，炒）、木通、黄芪（蜜炙）各60g，官桂15g，黄柏（酒炒）120g，知母（去皮，酒炒）120g，炒破故纸30g。

制法：上药制净，炼蜜为丸，如梧桐子大。

用法：每服70~80丸，晨空腹盐汤或酒送下。

功效主治：生精血，补五脏，除百病，美容颜，平补气血，兼补下元诸虚，治疗诸虚百损。

方药10：菟丝子丸

组成：菟丝子（水淘去浮，酒浸7日，另捣取末）60g，萆薢60g，黑狗脊骨并脊髓（炙焦）45g，肉苁蓉（酒浸一宿，切，焙）120g，熟黄柏（酒炒）120g，知母（去毛，酒炒）120g，炒破故纸30g，虎胫骨（酥炙）30g。

制法：上药制净，炼蜜为丸，如梧桐子大。

用法：每服70~80丸，晨空腹盐汤或酒送下。

功效主治：生精血，补五脏，除百病，美容颜，平补气血，兼补下元诸虚。治疗诸虚百损。

方药11：防饥救生四果丹

组成：栗子（去壳）、红枣（去皮核）、胡桃（去壳皮）、柿饼（去蒂）各等份。

制法：入甑蒸2小时取出，石臼中杵捣为厚饼，晒干收贮，冬月修合备用。

用法：凡饥者与食1饼，茶汤任嚼服，腹中气足自饱，一饼或耐用 5 日,再服不限日数。

功效主治:补肾水,健脾土,润肺金,清肝木,平心火。

方药 12:道藏斑龙黑白二神丹

组成:鹿茸 60g(酥炙),陈皮 60g,当归 120g(酒洗净),鲜地黄 250g(取汁为膏),茯神 60g(人乳拌),钟乳粉 30g(水飞),人参 120g,柏子仁 60g,枸杞子 60g,麦门冬 30g,生地黄、白术各 60g,沉香 15g。

制法:上为末,炼蜜为丸,如梧桐子大。

用法:每服 50 ~ 60 丸,秋石汤送下。

功效主治:和五脏,壮精神,驻颜美发,补羸瘦。治疗虚损怯症,五劳七伤,气血俱虚,颜色憔悴。

方药 13:辟谷丹

组成:大黑豆 30kg(淘净,蒸 2 遍,去皮),火麻仁 18kg(水浸一宿,蒸 3 遍,令开口)。

制法:干服,以饱为度,不食其他任何食物。

功效主治:辟谷,强身,驻颜。

方药 14:彭祖炼脐法

组成:两头尖 15g,乳香、没药(谷制法油)、广木香各 3g(为末),青盐 30g,五灵脂 15g,麝香 3g、针砂 3g。

制法:上前 5 药与后药分别为末,用苦荞麦面水和做 1 圈围定脐,约 2.5cm 厚,中空如钱大,内先用后末填脐内 0.3cm 厚,次用前末填满,以 0.2cm 厚槐皮(去粗皮)剪一圆(如面圈口大),皮上针眼,将药盖上。用棉纸卷好陈蕲艾如大指大,切作 0.3cm 厚饼子 49 个。

用法:放槐皮上灸之,每饼烧尽放上一饼再灸,发 49

饼尽为度,灸至 8～9 壮,觉内热即换新药及新槐皮。如欲炼时,先将磁石磨酒服 150～200ml,遇肚饥只管放下用饭,后又灸。

功效主治:除百病,进饮食,长肌肤,健下元。治疗诸虚。

第二节　滋阴壮阳养生方

阴与阳,是自然界中相互对立而又统一的矛盾对立体。武当道教医药利用阴阳的各自属性,取类比象用之于人体,既朴素地解释了人的生、长、壮、老、死的自然演变生理过程,也解开了阴阳失衡,阴阳对抗,阴阳消长所致的病理机制。具体到人体,阴代表了精、血等一切有形的物质,是人赖以生存的物质基础;阳代表了人体的一切机能活动,是人体外在活动的表现方式。二者缺一不可,一旦失去平稳,将会导致疾病。因此,养生者必须要注意维护人体的阴阳平稳。滋阴壮阳的著名药物有熟地、山萸、巴戟、杜仲、枸杞、山药、锁阳、阳起石、五味子、附子等。滋阴壮阳养生方适用于阴阳俱衰,精亏血少之患者,对于操劳过度、精神疲惫、高度紧张的人也有调整作用。

方药 1:六味地黄丸

组成:熟地黄 24g,山萸肉、山药各 12g,泽泻、牡丹皮、白茯苓(去皮)各 9g。

制法:上为末,炼蜜为丸,如梧桐子大。

用法:每服 3 丸,空服温开水化下。

功效主治:滋肾水,补肝木,制虚火。治疗肝肾阴虚火旺之头晕目眩,耳聋耳鸣,腰膝酸软,遗精盗汗,骨蒸潮热,五心烦热,失血失音,血枯闭经,小儿囟门不合,五迟,五软。

方药 2:肾气丸

组成:干地黄 240g、山药、山茱萸各 120g,泽泻、茯苓、牡丹皮各 90g,肉桂、炮附子各 30g。

制法:上为末,炼蜜为丸,如梧桐子大。

功效主治:久服壮元阳,益精髓,活血驻颜,强志轻身。治疗肾阳不足,腰痛脚软,下半身常有冷感,舌质淡胖,脉虚弱尺部沉细,以及痰饮、水肿、消渴等由肾中阳气虚衰而致者。

方药 3:巴戟丸

组成:巴戟天(去心)45g,肉苁蓉(酒浸,去皱皮,切,焙)60g,牛膝(去苗,同苁蓉酒浸)30g,山药 30g,杜仲(去粗皮,炙、锉)45g,续断、蛇床子各 30g,菟丝子(酒浸,焙,分别捣碎)40g,白茯苓(去黑皮)30g,山茱萸、五味子各40g,远志(去心)30g。

制法:上为末,炼蜜为丸,如梧桐子大。

用法:每服 30 丸,晨空腹温酒送下,待晚再服。

功效主治:服药 50 日后,筋骨健壮,100 日后面如童颜,久服令人精满髓充,多子。治疗虚劳,肾气衰弱,小便白浊,阴囊湿痒,羸瘦多忘,面无颜色,女性阴道衰弱。

方药 4:大还丹

组成:淫羊藿(剪去边毛,羊油炒)300g,地黄(酒浸,9蒸 9 晒)360g,金樱子(去心毛,酒浸)240g,破故纸(酒浸)

240g,仙茅(酒浸)240g,当归(酒浸)、石斛(酒浸)各180g,菟丝子(酒洗)150g,麦冬(去心,炒)、白菊花各126g,杜仲(盐水炒)120g,肉苁蓉(酒洗,去筋膜,焙干)120g,炒山药120g,白蒺藜(砂锅炒)120g,炒沙蒺藜120g,炒续断、青盐各96g,巴戟肉(酒洗)、白茯苓、炒牡丹皮、小茴香(酒浸)、楮实子(酒浸)、覆盆子(酒浸)、淮牛膝(酒浸)、远志肉(甘草水炒)、炒泽泻、炒石菖蒲各90g,天冬(晒干)63g,炒北五味60g,胡芦巴(酒浸)60g,核桃肉500g,猪腰子12个,羊腰子12个。

制法:上药各为细末,将腰子切开,以药塞满为度,不必尽入,麻绳缚定,放蒸笼内蒸熟,晒干,连腰子捣成细末,用白蜜3~3.5kg炼熟,和药为丸,如梧桐子大。

用法:每早晚服用6~9g,淡盐汤送下。

功效主治:水火兼补,壮元阳,暖丹田,益精神,饮食增加,筋力强健,百症不生。

方药5:回阳无价至宝丹

组成:川楝子(取肉)、乌药各60g,川牛膝、熟地黄、蛇床子、茯神、穿山甲、肉苁蓉、巴戟、五味子、人参、泽泻、大茴香、槟榔各30g,乳香9g,沉檀香各15g,凤眼草6g,鹿茸、仙灵脾、甘草、破故纸、菟丝子、胡芦巴、莲心各15g。

制法:上为细末,炼蜜为丸,如梧桐子大。

用法:每服30丸,晨空腹以好酒送下。

功效主治:补虚益肾,固精壮阳。治疗五劳七伤,四肢无力,下元虚冷,夜梦遗精,阳痿。

方药 6：壮阳丹

组成：仙茅、蛇床子、五味子、白茯苓、苁蓉、山药、杜仲各 30g，韭子、故纸、巴戟、熟地、山茱萸、菟丝子各 60g，海狗肾 1 枚，紫梢花 30g。

制法：用雄鸡肝 2 副，捣成 1 块，阴干，为末。用雄鸡肝、肾、雄鳖肝、肾各 1 副，以盐、酒、花椒末蒸熟捣烂，和入前药，再用酒煮山药糊为丸，如梧桐子大。

用法：每服 100 丸，晨空腹以盐汤送下。

功效主治：壮阳补肾。治疗肾虚阳痿。

方药 7：壮阳丸

组成：肉苁蓉 30g（酒浸一宿），五味子 30g，蛇床子 30g，菟丝子（酒浸煮烂，晒干）30g，杜仲（姜汁炒去丝）、牛膝（去芦，酒洗净）120g，黄柏（蜜炙）120g，知母（蜜炒）90g，胡桃肉（汤洗去皮）240g。

制法：上为细末，春、夏用粥，秋、冬用炼蜜，其粥用糯米 100g 煮之，将胡桃肉捣烂为膏，和匀为丸，如梧桐子大。

用法：每服 50～80 丸，空腹以盐汤或酒送下，2～3 日 1 服，或与固精丸间用。

功效与主治：强壮阳道，固肾涩精。

方药 8：补天丹

组成：驴肾 60g，制黄芪 150g，柏子仁 45g，杜仲 90g，白术 150g，川附子 45g，山萸肉 60g，五味子 45g，白参、白芍各 90g，茯苓 75g，龙骨 60g，破故纸、菟丝子各 90g，枸杞子 120g，砂仁 18g，巴戟 135g，熟地 120g，当归 90g，覆盆子 45g，鹿胶 90g。

制法：上为细末，以蜜为丸，每丸重 6g。

用法：每服 1 丸，早晚食前各 1 服，白开水或淡盐汤送下。

功效主治：添精壮阳，补气生血，强壮。治疗肾虚滑精，阳痿不举，早泄，精液清冷及气血衰弱，瘦弱难支，食少便溏，气息微弱，动则气喘，腰酸腿软，健忘怔忡，自汗晕眩，寐而不实。

方药 9：紫芝丸

组成：紫芝 150g，朱砂 6g，白石英 60g，石决明 30g，黄连 15g，黄芩、茯苓各 15g，白矾、冬瓜子各 15g。

制法：上为细末，炼蜜为丸，如梧桐子大。

用法：每服 10 丸，食前温酒送下，1 日 3 次。

功效主治：降心火，益肾水，秘真气，健阳事。

方药 10：千金封脐膏

组成：天门冬、生地黄、熟地黄、木鳖子、大附子、蛇床子、麦门冬、紫梢花、杏仁、远志、牛膝、肉苁蓉、官桂、肉豆蔻、菟丝子、虎骨、鹿茸各 6g。

制法：上为末，入油 620g，文武火熬黑色，去滓，澄清，入黄丹 250g，水飞过，松香 120g 熬，用槐柳条搅，滴水不散为度，再下硫黄、雄黄、朱砂、赤石脂、龙骨各 9g，为末入内，不用见火，将药微冷定，再下腽肭脐 1 剂，阿芙蓉、蟾酥各 9g，麝香 3g，阳起石、沉木香各 9g，俱不见火，上为细末，入内，待药冷，下黄蜡 18g，贮瓷器盛之，封口放水中，浸 3 日，去火毒，取出摊缎子上，或红绢上亦可。

用法：贴脐 60 日再换。

功效主治:存精固漏,活血通脉,壮阳助气,返老还童。治疗男性下元虚冷,阳痿滑精,小肠疝气,痞疾,单腹胀满,并一切腰腿骨节疼痛,半身不遂,女性子宫久冷,赤白带下,久不坐胎。

方法 11:龟龄集

组成:鹿茸 45g(砂罐内煮一昼夜,取出,埋土中一宿,晒干为末),穿山甲 30g(火酒煮软,瓦焙),生地 24g(人乳浸一宿,晒干),熟地 18g(酒内浸一宿,瓦焙),石燕子(坚圆者)1 对(好酒浸一宿,烧红,投姜汁内浸透),苁蓉(酒浸一宿,麸炒为末)27g,附子(蜜水浸 2 小时,白水煮 2 小时,焙干为末)9g,雄雀脑 10 个(加白矾 0.3g,搅匀摊纸上,晒,为末),红蜻蜓 10 对(5 月 5 日取,酒浸一宿,为末),锁阳(黑而实者,酒浸一宿,新瓦焙,为末)12g,砂仁(去皮,为末)12g,甘草(炙老黄色,为末)9g,太乙丹(用枸杞子蜜酒浸,晒干,为末)15g,补骨脂(米泔浸)12g,辰砂(荞麦面包,煨,去面,研)8g,白凤仙子(8 月半取井水浸一宿,瓦焙)8g,紫梢花 10g(酒浸一宿,瓦上隔纸焙),青盐(河水略洗)12g,细辛(醋浸一宿,晒)3g,地骨皮(蜜水浸一宿,晒)12g,杜仲(麸炒去丝,童便浸一宿)18g,淫羊藿(入乳拌炒)9g,当归(酒浸一宿,焙)15g,小丁香(花椒水煮半小时)8g,天门冬(酒浸半日,焙)24g。

制法:上为极细末,和匀,装瓷罐内,沙泥封口,重汤煮 2 小时,取出,开口露一宿,捏作 1 块,入金盒内,如无金,以银代之,重 600g,盐泥封口,外用纸巾泥再封包成圆球,日中晒干。用铁鼎罐 1 个,将球入中间以铁丝十字拴紧,悬于罐中。将黑铅化开,倾入鼎内,以满为度,冷定。再用一缸贮桑柴灰半缸,安罐在中以半截埋灰内,其上半截旁以炭围之,平罐口为度,必离罐 3 指许,次将炭烧着,每晚 7 点,早 9 点换碳一次,连续烧 21 天。取出金(或银盒)盒,取出药,其气奇香扑鼻,入瓷罐收贮,蜡封口,勿泄气。

用法:每服 0.2g,渐加至 0.6～0.9g,置手心内舌舔入口,黄酒送下。药后浑身燥热,百窍通畅,丹田微痒,痿阳立兴。

功效主治:益精补虚,坚齿黑发,明目。治疗阳痿泄遗,不育,命门火衰,精寒肾冷,久无子嗣,五劳七伤。

方药 12:大茯苓丸

组成:白茯苓(去黑皮,锉碎,水浸 49 日,每 7 日一易水,日足,蒸一昼夜,却入水中安罗子内,以手缓缓去筋脉令净,澄,取出晒干,为末)750g,柏叶(采嫩枝上者,蒸令黄色)750g,芝麻(水浸一宿,晒干,炒,才闻一两声即出之,以净砖两口磨取之)750g,车前子 750g,炒粳米 750g,大豆黄(炒令焦,取黄)750g,蔓荆子(水煮一昼夜,晒干)750g,地骨皮(去粗皮)750g,人参(蒸 1 小时,晒干)1.5kg,炒黍米 375g,麦门冬(去心,焙)375g,茯神(去木)375g。

制法:若次日欲服,隔夜须先服黍米粥 1 杯,次日清晨服 50 丸,温清酒或粥饮。

用法:各药研极细面,合匀,炼白蜜为丸,如桐子大。

功效主治:强健气力,轻便四肢,聪明耳目,久服补精髓,安魂魄,耐寒暑。治疗脾虚气弱,肌肉消瘦,四肢觉重无力,耳目失聪。

方药 13：大增力丸

组成：大肉苁蓉(酒洗,去鳞甲)120g,茯苓120g,川牛膝、当归各30g,大鳝鱼1条(重1kg,炙干)。

制法：上为末,以黄精自然汁为丸,如弹子大(约每丸重10 g)。

用法：每服1丸,1日2次。

功效主治：倍增气力。治疗肾虚血少,筋骨失养,四肢缓弱无力。

方药 14：天雄丸

组成：天雄(炮裂,去皮脐)60g,肉苁蓉(酒浸一宿,刮去皱皮,炙干)60g,雀卵49个,破故纸(酒浸)30g,雄蚕蛾(隔纸微炙)30g,菟丝子(酒浸3日,晒干,别捣为末)30g。

制法：上为细末,以雀卵并少量炼蜜为丸,如梧桐子大。

用法：每服10丸,加至20丸,晨空腹用温酒送下。

功效主治：补暖元脏,添精益气,利腰脚,强筋骨。治疗肾元亏虚,腰酸膝软,四肢痿弱。

方药 15：全生至宝丹

组成：人参(去芦)150g,黄毛鹿茸(去毛)30g,炒白术60g,当归120g,白芍45g,橘皮21g,炙首乌180g,黄芪36g,茯苓60g,麦冬90g,山药60g,炙远志肉30g,杜仲炭45g,炙巴戟肉60g,木瓜21g,炒补骨脂45g,牛膝45g,炙五味子30g,熟地300g,炙山萸肉60g,枸杞子60g,川芎45g,甘草9g,二仙胶60g(即龟板胶、鹿角胶)。

制法：上为细末,炼蜜为丸,每丸重9g,蜡皮封固。

用法:每服 1 丸,1 日 2 次,温开水送下。

功效主治:补气养血,滋阴益肾。治疗男性肾亏遗精,腰酸腿痛,女性产后血气不足,精神衰弱。

方药 16:壮本丹

组成:杜仲(酒炒)30g,肉苁蓉(酒洗)15g,巴戟(酒浸去骨)15g,破故纸(盐水炒)30g,茴香 30g,青盐 15g,雄猪腰子 2 对。

制法:上为末,将猪腰子分开,入药在内,用纸包煨熟。

用法:每次服 1 个,用黄酒送下。

功效主治:壮腰健骨,补元气,利大小便,养丹田。治疗肾虚腰痛,久则寒冷,脚膝无力。

第三节　延年益寿养生方

延年益寿,长生久视,自古以来就是修道人们美好的愿望。历代道教医家莫不在这一专题上深入研究,试图找出通向延年益寿的捷径。通过实践,确有一批方药被发掘了出来,具有轻身、延年、驻颜、延缓衰老的功效。著名的延年益寿的药物包括何首乌、紫河车、松脂、黄精、苍术、石菖蒲等,适用于一切中老年人,同时对精力衰惫、未老先衰等患有慢性病的患者也有辅助治疗作用。

方药 1:三灵丸（《圣济总录》卷一八七）

组成:甘菊花(去茎、叶)500g,松脂(炼成者,别研)500g,白茯苓(去黑皮)500g。

制法:上除松脂外,捣罗为细末,入松脂,炼蜜为丸,如弹子大。

用法：每服 1 丸，晨空腹温酒嚼下。

功效主治：延年驻颜。

方药 2：王君河车丸

组成：紫河车 1 具（首生，母体健，男儿胞衣佳，挑血筋，洗数十遍，仍以酒洗，阴干，煮和各药），生地 240g，牛膝 120g，五味子 90g，覆盆子 120g，巴戟 60g（女子不用），诃藜勒 90g，酸浆草 60g，泽泻 90g，白菊花 90g，菖蒲 90g，干漆 90g（炒黄），柏子仁 90g，白茯苓 90g，黄精 60g，苁蓉 60g（女子不用），石斛 60g，远志 60g，杏仁 120g（炒黄，去皮尖），黑芝麻 120g。

制法：上为末，炼蜜为丸，如梧桐子大。

用法：酒或盐开水送下 30 丸，服 3 料，颜如处子。

功效主治：驻颜，益寿。

方药 3：沉香永寿丸

组成：莲肉 500g（先用酒浸 1 日，日后装入雄猪肚内缝合，将浸莲肉酒添水煮，猪肚大 1 个，小 2 个，取出晒干，肚不用），茅山苍术 500g（分作 4 份，1 份酒浸，1 份泔浸，1 份盐水浸，1 份醋浸；春秋 5 日，夏 3 日，冬 7 日），白茯苓 120g，沉香、木香、熟地黄各 30g，五味子、小茴香、炮川楝子、枸杞子、山药、柏子仁、破故纸各 60g（用芝麻同一处炒香，去芝麻）。

制法：上研细末，入青盐 15g，为末，酒和为丸，如梧桐子大。

用法：每服 50 丸，加至 70 丸，晨空腹温酒或盐汤送下。

功效主治：大补元阳，滋溢脾胃，调顺血气，添补精髓，不老。

方药 4：长春不老仙丹

组成：仙茅（酒浸，洗）120g，山茱萸（酒蒸，去核）60g，白何首（酒浸蒸晒，反复 9 次）120g，川萆薢（酒洗）60g，何首乌（米泔浸洗，捶碎如枣核大，入黑豆同蒸 2 日，极黑）120g，补骨脂（酒炒）60g，黄精（酒蒸）120g，大怀生地黄（酒洗净，掐断晒干）60g，大怀熟地黄（用生地黄酒浸洗，碗盛放砂锅内，蒸 1 日极黑，掐断晒干）60g，黑脂麻 60g，怀山药 60g，甘枸杞子 60g，天门冬（水润，去心）60g，麦门冬（水润，去心）60g，白茯苓（去皮，人乳浸，晒三次）60g，五味子 60g，小茴香（盐，酒炒）60g，覆盆子 60g，武当参60g，嫩鹿茸（酥炙）60g，怀牛膝（去芦，酒洗）60g，柏子仁60g，青盐 60g，川杜仲（去皮，酒炒）60g，当归身（酒洗）60g，川巴戟（水泡，去心）60g，菟丝子（酒洗净，入砂锅，酒煮烂，捣成饼晒干）60g，肉苁蓉（酒洗）60g，川椒（去目，微炒）30g，远志（甘草水泡，去心）60g，锁阳（炙酥）90g。

制法：上药精制，石臼内捣成饼，晒干，为细末，炼蜜为丸，如梧桐子大。

用法：每服 9g，晨空腹酒送下。

功效主治：滋肾水，养心血，添精髓，壮筋骨，扶元阳，润肌肤，聪明耳目，宁心益智，乌须黑发，固齿牢牙，返老还童，延年益寿，壮阳种子，却病轻身。治疗诸虚百损，五劳七伤。

方药 5：延龄固本丹

组成：天门冬（水泡，去心）60g，麦门冬（水泡，去心）

60g，生地黄（酒洗）60g，熟地（酒蒸）60g，山药 60g、牛膝（去芦，酒洗）60g，杜仲（去皮，姜酒炒）60g，巴戟（酒浸，去心）60g，五味子 60g，枸杞子 60g，山茱萸（酒蒸、去核）60g，白茯苓（去皮）60g，人参 60g，木香 60g，柏子仁 60g，老川椒、石菖蒲、远志、甘草、人参、木香、柏子仁各 30g，肉苁蓉（酒洗）120g，覆盆子 45g，车前子 45g，菟丝子（酒炒烂，捣成饼，焙干）45g，地骨皮 45g。

制法：上为细末，好酒打稀面糊为丸，如梧桐子大。

用法：每服 80 丸，晨空腹温酒送下。

功效主治：延龄固本，壮阳事，驻颜色，乌须发，强健身体。治疗五劳七伤，诸虚百损，颜色衰朽，形体羸瘦，中年阳事不举，精神短少，未至五旬，须发先白，并左瘫右痪，步履艰辛，脚膝疼痛，小肠疝气。

方药 6：长春真人保命服食丸

组成：白茯苓（去皮）120g，天门冬（去心）120g，山药（姜汁炒）120g，怀熟地黄 120g，何首乌（忌铁，蒸晒 9 次）120g，枸杞子（甘州者，去梗）120g，煨干姜 60g，炒小茴香 30g，青盐小许，莲肉（去皮心）250g，麦门冬（去心）120g，鹿角胶 120g，鹿角霜 120g，破故纸 120g（用麻油 30g 炒），大核桃（去壳并皮）250g，没食子 10 个，旱莲草（晒干，净末）500g，新粟米 750g（为末，用牛乳 1kg，拌米粉煮作糊）。

制法：上为细末，以前米糊为丸，如弹子大。每丸湿重15g，干约 9g。

用法：每服 1 丸，温开水调化服，1 日 2 次，少者 1 服，老者 2 服，男女皆同。

功效主治:补诸虚,填精益髓,滋润皮肤,充壮神气,身体轻健,开胃进食,返老还童,发白再黑,齿落更生,颜貌如童。治疗诸虚百损,五劳七伤,四肢无力,手足顽麻,血气虚耗,面黄肌瘦,阳事不举,眩晕恶心,饮食减少。

方药7:神仙服蜂房丸

组成:蜂房(9月15日晨取蜂窠完整者蒸之,阴干)。

制法:上为细末,炼蜜为丸,如梧桐子大。

用法:每服3丸,酒送下,1日3次。

功效主治:驻颜。

方药8:扶桑延年至宝丹

组成:黑芝麻500g,破故纸240g,柏子仁500g,枸杞子500g,山萸肉500g,蛇床子500g,何首乌500g,巴戟120g,川椒250g,冬青240g,桑叶2500g。

制法:上为极细末,金樱子膏1500g,白蜜4000g,炼至滴水成珠,和药为丸,如梧桐子大。

用法:每服9g,清晨、临卧各服,淡盐汤送下。

功法主治:久服养心血,健脾胃,理气和中,宽胸益志,添精补髓,明目乌须壮阳固齿,通五脏,杀九虫,益元神,却百病,延年增寿,种子。

方药9:草还丹

组成:山茱萸(酒浸,取肉)500g,破故纸(酒浸一日,焙干)250g,当归120g,麝香3g。

制法:上为细末,炼蜜为丸,如梧桐子大。

用法:每服81丸,临卧酒、盐汤送下。

功效主治:益元阳,补元气,固元精,壮元神,延年续嗣。

方药 10：紫霞丹

组成：肉苁蓉(酒洗,去甲及内白膜,晒干)21g,白茯苓(坚白无筋者,去皮)9g,生地黄(酒浸,蒸,晒)9g,鹿茸(慢火酥炙三次,另研)15g,雄雀脑 7 个,雌雄乌鸡肝 2 个(慢火瓦上焙),雄鸡肾 2 副(酒洗),慢火炙干,另研。

制法：上为细末,以净芝麻叶包裹葱白 30g,外用绵纸三四层,水湿固之,火上煨熟,取起捣烂,合前药末为丸,如梧桐子大,晒干;以鸡蛋 12 个,每头开一小孔,去清、黄净,盛丸在内,以纸壳封其孔,另将鸡蛋 4 个同前 12 个作一窝,与 1 个伏鸡抱至 4 只小鸡出为度。贮瓷器内,用麝香少许,铺器内底,盖固封养 7 日方便。

用法：每服 10 丸,晨空腹盐酒汤服。

功效主治：固阳驻颜,益精填髓,起痿种子,延年。

方药 11：长生保命丹

组成：地骨皮(去梗,酒浸)60g,牛膝(去芦,酒浸)60g,甘菊花 60g,枸杞子(酒浸)60g,石菖蒲(竹刀切,晒干)60g,远志(去心,酒浸)60g,生地黄(忌铁器)60g。

制法：上为细末,炼蜜为丸,如梧桐子大。

用法：每服 50 ~ 60 丸,温酒送下。

功效主治：驻颜,返老还童。

方药 12：八宝丹

组成：何首乌(赤、白)各 500g(用竹刀刮去粗皮,米泔水浸一宿,用黑豆 20kg,每次用豆 2kg,用水泡涨,将豆铺 1 层,何首乌 1 层,重叠辅足,用砂锅蒸之,豆熟为度,将豆摒去,何首乌晒干,如此 9 次,为末听用),赤茯苓 500g (用竹刀刮去粗皮,为末,用盆盛水,将末段入水内,其筋膜浮在水面者,捞而弃之,沉在盆底者留用,如此 3 次,湿团为块,就用黑牛乳 1.5 升,放砂锅内慢火煮之,候乳尽入茯苓内为度,仍研为细末听用),白茯苓 500g(制法同上,亦湿团为块,就用人乳 1.5 升,放砂锅内煮之,候乳尽入茯苓内为度,仍研为细末听用),川牛膝 240g(去芦,酒浸 1 日,使何首乌蒸 7 次,将牛膝同铺黑豆内蒸之,至第 9 次为止,晒干,研末听用),破故纸 120g(用黑芝麻炒,以芝麻熟为度,去芝麻,研末听用),当归 240g(酒浸,晒干,为末听用),怀山药 120g(研末听用),枸杞子 120g(酒浸,晒干,研末听用),菟丝子 120g(酒浸,研为泥,晒干,为末听用)。

制法:炼蜜为丸。

用法;先丸如弹子大者 150 丸,每日 3 丸,清晨,酒浸服 1 丸,中午,姜汤送下 1 丸,晚,盐汤送下 1 丸。余为梧桐子大,每日清晨 50～70 丸,酒与盐汤任下。

功效主治:乌须,延寿,平调气血,滋补五脏。治疗阴虚阳弱无子者。

方药 13:长春至宝丹

组成:鹿茸 120g,炒蚕蛾 120g,鹿角胶(牡蛎粉炒成珠)120g,炒黑芝麻 120g,人参 120g,枸杞子(酒蒸)120g,当归(酒洗)120g,肉苁蓉(酒洗)120g,楮实子(去毛)120g,杜仲(姜汁炒)120g,牛膝(酒洗)120g,炒金樱子 120g,巴戟(酒浸)120g,锁阳(酥炙)120g,葱子 120g,炒韭子 120g,炒破故纸 120g,熟地 240g,鸽子蛋 5 个(蒸熟入药),何首乌 500g(9 次煎蒸,去筋)。

制法:上为粗末,将鸽蛋捣烂,入药拌匀,晒干为细末,蜜和为丸,如梧桐子大。

用法:每服 9g。

功效主治:开胃进食,健脾止泻,强筋壮骨,增精补髓,乌须黑发,明目聪耳,活血养筋,助阳种子。治疗命门火衰,阳痿精冷,久无子嗣。

方药 14:日月仙酥丹

组成:莲肉(去皮心)250g,柏子仁(去壳)250g,杏仁(去皮尖,捣)180g,胡桃仁(去皮,捣)120g,枣肉(煮,去皮,捣)250g,砂仁 60g(碾末),酥油 250g,白蜜 250g。

制法:文火炼蜜,次入酥油搅匀,再数沸,方入莲、柏末,又数沸,入桃、杏、枣膏,慢熬半小时,量诸味皆熟,入砂仁末搅匀,用瓷罐数个贮,置冷水中,浸一日出火气,油纸或脂膜封口。

用法:每服 3 匙,晨空腹,卧时温酒送下。

功效主治:补百损,驻颜,返老还童。

方药 15:地仙丸

组成:枸杞子、炒陈曲、甘菊、熟干地黄(焙)、肉桂(去粗皮)各 60g,肉苁蓉(切,酒浸一宿,焙干)45g。

制法:上为末,炼蜜为丸,如梧桐子大。

用法:每服 30 丸,晨空腹,食前酒或饮任意送下。

功效主治:安神延年,乌须黑发,令身体轻健,耳目聪明,宽膈进食,除寒热,调荣卫。治疗劳伤,头目昏眩。

方药 16：老君益寿散

组成：天门冬 150g(去心,焙)、白术 120g、防风 30g(去芦头)、干姜 45g(炮裂,锉)、熟干地黄 60g、细辛 7.5g、桔梗 30g 去芦头)、天雄 15g(炮裂,去皮脐)、远志(去心)30g、肉苁蓉(酒浸,去皱皮)30g、泽泻 30g、石斛(去根,锉)、桂心、柏子仁、云母粉、石苇(去毛)、杜仲(去粗皮,锉)、牛膝(去苗)、白茯苓、菖蒲、五味子、蛇床子、甘菊花、茱萸各 15g、炮附子 45g。

制法：上为末。

用法：每服 9g,清晨酒送下。冬季每日 3 服,夏季清晨1 服,春秋季清晨、傍晚各 1 服。

功效主治：驻颜,益寿。

方药 17：神仙不老丸

组成：人参 60g、川牛膝(用酒浸一宿,焙干)45g、川巴戟(酒浸一宿,焙干)30g、川当归(酒浸一宿,焙干)60g、杜仲(炒令丝断,色黄)45g、生熟地黄(酒浸一宿,焙干)各30g、菟丝子(酒浸一宿,焙干,另磨)60g、柏子仁(细研)30g、石菖蒲(细切,焙燥)30g、枸杞子(酒浸一宿,焙干)30g、地骨皮(薄切,焙干)30g。

制法：上为细末,炼蜜为丸,如梧桐子大。

用法：每服 70 粒,晨空腹,午食前,临卧盐酒或盐汤送下。

功效主治：乌须发,驻颜,温养荣卫,补益五脏,调和六腑,滋充百脉,润泽三焦,活血助气,添精实髓,延年不老。

方药 18：神仙青蛾丸

组成：肉苁蓉（洗）60g，川牛膝（洗，去芦）60g，川萆薢60g，川椒（去目）30g，山茱萸（净取）30g，大茴香30g（用好酒浸，春夏3日，秋冬6日，漉出焙干），川楝子（麸炒）90g，破故纸120g（麸炒），胡芦巴（麸炒）30g，白茯苓（去皮）30g，炮附子21g。

制法：上为细末，用前浸药酒煮面糊为丸，如梧桐子大。

用法：每服30～50丸，晨空腹盐酒送下，如干湿脚气，以木瓜酒送下，妇人诸疾血气，煎艾醋汤送下。

功效主治：延年不老，乌须发，活血驻颜，大壮筋骨，补虚损。治疗一切虚劳，膀胱疝气。

方药19：彭真人还寿丸

组成：大辰砂（研细，水飞）30g，补骨脂（酒浸，炒）60g，核桃仁（去皮，炒，捶去油）120g，杜仲（姜酒炒）60g，牛膝（去芦，酒洗）30g，天门冬（去心）30g，麦门冬（去心）30g，生地黄（酒洗）60g，熟地黄60g，当归（酒洗）30g，白茯苓（去皮，为末，晒干，人乳浸，再晒）30g，川芎30g，远志（甘草水泡，去心）30g，石菖蒲（去毛，盐水浸）30g，巴戟（酒浸，去梗）30g，白茯神（去皮木）30g，青盐30g，黄柏（盐水炒）60g，小茴香（盐水炒）30g，知母（酒炒，去毛）60g，川椒120g（微炒，去了），乳香（炙）30g，人参30g，黄精（米泔水煮一沸，拣去烂的，竹刀切片晒干，用旱莲草440g，生姜60g各取自然汁，并酒3味，停兑熬膏，浸黄精半日，炒苍色）120g，何首乌（捶碎，煮于黑豆水上，9蒸9晒，再用人乳浸透晒干）120g。

制法：上为末，炼蜜为丸，如梧桐子大。

用法:每服 70 丸,晨空腹盐汤或酒任下。

功效主治:补心生血,滋肾壮阳,黑须发,润肌肤,返老还童,延年益寿,种子。

方药 20:龟鹿二仙胶

组成:鹿角(用新鲜麋鹿角,角塞的不用,马鹿角不用,去角脑梢骨 6cm 绝断,劈开,净用)5kg,龟板(去弦,洗净)2.5kg(捶碎),黄蜡 90g,人参 450g,枸杞子 900g。

制法:上药前 2 味袋盛,放长流水浸 3 日,将角放入坛内,用水浸高 10~15cm,黄蜡 90g 封口,放大锅内,桑柴火煮 7 昼夜,锅内一日夜添水 5 次,候角酥取出,洗、滤取滓,其滓即鹿角霜,龟板霜也。将清汁另放,再把人参、枸杞子用铜锅以水 8.8 升,熬至药面无水,以新布绞取清汁,将滓石臼内捣细,用水 6 升又熬如前;又滤又捣又熬,如此 3 次,以滓无味为度,将前龟鹿汁并参、杞汁和入锅内,文火熬至滴水成珠不散,乃成胶也。候至初 10 日起,日晒夜露至 17 日夜满,采日精月华之气,如本月阴雨缺几日,下月补晒如数,放阴凉处风干。每服 4.5g,10 日加 1.5g,加至 9g 止。

用法:空腹酒化下。

功效主治:常服延龄育子,坚筋壮骨,填精补髓,益气养神。治疗真元虚损,久不孕育,男性酒色过度,消烁真阳,女性七情伤损血气,诸虚百损,五劳七损,精极,梦泄遗精,瘦削少气,目视不明。

第四节　健脑安神养生方

脑,是人体的元神之府,灵机记性皆在于脑,如何保护脑的健康也是历代道教医家十分重视的一个大问题。脑失所养或为外伤所创,人体就会发生许多精神上、躯体上的疾病。前人把脑的功能一般依附于心肾之上,认为心肾不足是脑失所养的关键所在,心肾不交,心火亢盛,肾水虚衰等等皆是造成健忘、失眠、精神障碍的重要因素。因此,前人多是通过调理心肾来达到健脑安神的目的。著名的健脑安神药物有菖蒲、远志、茯神、柏子仁、酸枣仁、益智仁、辰砂、五味子、紫石英、莲子心等,适用于一切脑力不健,表现精神困顿,记性不佳,头晕失眠,视物昏花之人,苦读学子尤宜常服。

方药 1:二丹丸

组成:丹参 45g,丹砂 6g(为衣),远志(去心)15g,茯神 30g,人参 15g,菖蒲 15g,熟地黄 45g,天门冬 45g(去心),麦冬 30g(去心),甘草 30g。

制法:上为细末,炼蜜为丸,如梧桐子大。

用法:晨空腹,食前服 50～100 丸。

功效主治:养神定志和血,内安心神,外华腠理。治疗气血两虚之失眠,健忘。

方药 2:七圣丸

组成:白茯苓(去黑皮)60g,肉桂(去粗皮)30g,远志(去心)30g,人参 30g,天门冬(去心,焙)30g,菖蒲 30g,地骨皮 30g。

制法:上为末,炼蜜为丸,如梧桐子大。

用法:食后茶,酒送下 20 丸。

功效主治:益心智,令人聪明。治疗心气不足之健忘。

方药 3:人参丸

组成:人参 30g(去芦头),赤石脂 30g,杜仲 30g(去粗皮,炙令微黄,锉),远志 30g(去心),黄芪 22g(锉),白茯苓 15g,菖蒲 30g,桂心 22g,柏子仁 22g。

制法:上为末,炼蜜为丸,如梧桐子大。

用法:每服 20 丸,食前以温粥送下。

功效主治:补心益智,强记助神,令身体光润。治疗心肾两虚之健忘,记忆力减退。

方药 4:大豆丸

组成:大豆黄卷 600g(微炒),熏陆香(研)、白龙骨(研)、黄蜡(酒煮过)各 30g,蜜 1500ml,真酥油 250g,白茯苓(去黑皮)500g。

制法:上为细末,入蜜、蜡、真酥和捣为丸,如鸡子黄大。

用法:每服 1 丸,晨空腹酒嚼下。

功效主治:补心气,强力益志。治疗心气不足,神疾乏力,思维迟钝。

方药 5:天王补心丸

组成:熟干地黄(洗,焙)120g,白茯苓(去皮)、茯神(去木)、当归(洗,焙)、远志(去心)、石菖蒲、黑参、人参(去芦头)、麦门冬(去心)、天门冬(去心)、桔梗(去芦头)、百部、柏子仁、杜仲(姜汁炒)、炙甘草、丹参(洗)、炒酸枣仁、五味子(去梗)各 30g。

制法:上为细末,炼蜜为丸,每 30g 作 10 丸,金箔为衣。

用法:每服 1 丸,食后,临卧煎灯心、大枣汤化下。

功效主治:养心保神,益血固精,壮力强志,令人不忘,清三焦,化痰涎,祛烦热,除惊悸。治疗心肾虚耗,怔忡不宁,健忘,思维迟钝,咽干口燥。

方药 6:宁心益智丸

组成:人参、茯苓、茯神、牡蛎、酸枣仁、远志、益智仁各 15g,辰砂 6g。

制法:上为末,枣肉为丸,如梧桐子大。

用法:每服 30 丸,白开水送下。

功效主治:宁心益智。治疗心气不足,神不内守之健忘,失眠,怵惕易惊。

方药 7:加味定志丸

组成:当归身(酒洗)、川芎、白芍药、生地黄(酒洗,切)各 60g,人参 18g,石菖蒲 60g,远志(甘草水泡,去骨,姜汁炒)90g。

制法:上为细末,炼蜜为丸,如梧桐子大。

用法:每服 6g,临卧白开水送下。

功效主治:补血养心益智。治疗心血不足之健忘。

方药 8:加减固本丸

组成:熟地、天冬各 45g,麦冬、炙草、茯苓各 30g,人参、菖蒲、远志各 20g,朱砂 6g。

制法:炼蜜为丸,如梧桐子大。

用法:每服 10 丸,空腹开水送下。

功效主治:养心益智。治疗年老气阴两亏,心失所养,神衰,健忘。

方药 9:安神定志丸

组成:人参 45g,白茯苓(去皮)、白茯神(去心)、远志(去心)、炒白术、石菖蒲(去毛,忌铁)、炒酸枣仁、麦门冬(去心)各 30g,牛黄 3g(另研),朱砂 6g(水飞,另研,为衣)。

制法:上为末,龙眼肉 120g 熬膏,和炼蜜 90~120g,为丸,如梧桐子大,朱砂为衣。

用法:每服 30 丸,清米汤送下,每日 3 次,不拘时候。

功效主治:育养心神,大补元气,壮力强志,令人不忘,清三焦,化痰涎。治疗劳心诵读,气阴两伤,心火偏亢,健忘,精神恍惚,惊悸,怔忡,咽干。

方药 10:扶老丸

组成:人参 90g,白术 90g,茯神 60g,黄芪 90g,当归 90g,熟地 250g,山茱萸 120g,玄参 90g,菖蒲 15g,柏子仁 90g,生枣仁 120g,麦冬 90g,龙齿 9g,白芥子 30g。

制法:上为细末,蜜为丸,丹砂为衣。

用法:每服 9g,晚间白开水送下。

功效主治:补心肾,益心智,延龄。治疗老年心肾两亏,健忘。

方药 11:枸杞子丸

组成:枸杞子(焙)30g,覆盆子 30g,车前子 30g,生干地黄(焙)30g,地骨皮 30g,续断 30g,何首乌(酒浸 9 蒸 9 晒)30g,巴戟天(去心)30g,菊花(去萼,焙)30g,白术 30g,菖蒲(米泔洗,晒)30g,远志(去心)30g,细辛(去苗叶)

30g,牛膝(酒浸,切,焙)30g,菟丝子(酒浸一宿,捣烂再焙为末,方入前药)30g。

制法:上为末,炼蜜为丸,如梧桐子大。

用法:每服 10 ~ 20 丸,空腹酒送下,不拘时候。

功效主治:育神气,强力益志,养颜色,黑须发。治疗肾亏,心失所养之健忘,精疲乏力,面容憔悴,头昏或痛,四肢走注疼痛。

方药 12:健忘丸

组成:天门冬、远志、茯苓、干地黄各等份。

制法:上为末,用蜜为丸,如梧桐子大。

用法:每服 20 丸,渐加之 30 丸,每日 3 次,常服。

功效主治:益智。治疗心阴不足之健忘。

方药 13:益明长智丸

组成:龟心 9 枚,龙骨、远志、龟板、辰砂、石菖蒲、天门冬、麦门冬、柏子仁、白茯苓、玄参、桔梗、人参、丹参、酸枣仁、胆南星、熟地黄、五味子、当归、茯神、甘草各 60g,熊胆 15g,朱砂 10g。

制法:上为末,蜜为丸,如龙眼大。

用法:每服 1 丸,灯心、大枣煎汤送下。

功效主治:清心益智,日记万言。治疗心阴不足,心火偏亢之健忘。

方药 14:读书丸

组成:人参、远志、石菖蒲、菟丝子、生地黄、地骨皮、五味子、酸枣仁、当归、川芎各等份。

制法:上为细末,炼蜜为丸,如梧桐子大。

用法:每服 30 丸,空腹枣汤送下。

功效主治:补心益肾,增强记忆。治疗心肾气阴两虚之健忘。

方药 15:菖蒲丸

组成:菖蒲 30g,杜仲 22g(去精皮,炙微黄,锉),熟干地黄 30g,白茯苓 22g,人参 22g(去芦头),丹参 22g,防风 22g(去芦头),柏子仁 22g,百部 22g,远志 22g(去心),五味子 22g,山药 30g,麦门冬 30g(去心,焙),桂心 22g。

制法:上为末,炼蜜为丸,如梧桐子大。

用法:每服 20 丸,食前以温粥饮送下。

功效主治:补心益智,除虚损。治疗气血两亏,心失所养之健忘。

方药 16:四神汤

组成:炮附子、木香各 30g,白茯苓(去黑皮)、人参各 15g。

制法:用水 1500ml,加生姜 2 片,炙甘草 30g、大枣 2 个、葱白 6cm,同煎至 300ml,去滓。

用法:早晚各 1 服。

功效主治:生精补气,强力益志,调顺经络。治疗心阳不足,健忘,乏力,脘腹冷痛。

方药 17:生慧汤

组成:熟地 30g、山茱萸 12g、远志 6g、生枣仁 15g、柏子仁(去油)15g、茯神 9g、人参 9g、菖蒲 6g、白芥子 6g。

制法:水煎服,

用法:连服 1 月。

功效主治:滋阴养心,益智强记。治疗心肾精血两亏,健忘,思维迟钝。

方药 18:加减补心汤

组成:白茯苓、归身、远志(去心)、黄柏、知母、生地黄、陈皮、酸枣仁(去皮)、麦门冬各 15g,人参、石菖蒲、白术、甘草各 9g,炒白芍 15g。

制法:上锉。用水 300ml,煎至 200ml。

用法:每服 3～6～9,日服,暑月尤宜。

功效主治:补虚养心益智。治疗气阴两虚,虚火偏亢之健忘。

方药 19:神交汤

组成:人参 30g、麦冬 30g、巴戟天 30g、柏子仁 15g、山药 30g、芡实 15g、玄参 30g、丹参 9g、茯神 9g、菟丝子 30g。

制法:水煎服。

用法:连服 10 剂即不忘,服 1 月不再忘。

功效主治:大补心肾,增强记忆。治疗心肾不交之健忘症,随说随忘,不能记忆。

方药 20:强记汤

组成:熟地、麦冬、生枣仁各 30g,远志 6g。

制法:水煎服。

用法:服 30 剂后令人不忘。

功效主治:补心益肾强记。治疗心血肾水涸竭之健忘,近事多不记忆。

方药 21:天丝饮汤

组成:巴戟天、菟丝子各 30g。

制法:水煎服。

用法:服 10 剂即不忘。

功效主治:大补心剂,交通水火,益智强记。治疗心肾不交之健忘,随说随忘。

方药 22:丹参饮子

组成:丹参、当归(酒洗)、炒白术、天门冬(去心)、麦门冬(去心)各 6g,贝母、陈皮、知母、甘草各 1g,石菖蒲 3g,黄连(姜汁炒)2g,五味子 9 粒。

制法:以水 300ml,加生姜 1 片,煎至 160ml。

用法:温服,不拘时候。

功效主治:增加记忆。治疗心血不足,心火偏亢之健忘,心烦易怒。

方药 23:开心散

组成:远志、人参各 30g,茯苓 60g,菖蒲 30g。

制法:上为末。

用法:每服 2g,开水调下,1 日 3 次。

功效主治:益智,令人不忘。治疗心气不足之健忘。

方药 24:不忘散

组成:菖蒲 15g,茯苓、茯神、人参各 38g,远志 54g。

制法:上为末。

用法:每服 3g,酒送下,1 日 3 次。

功效证主治:令人不忘。治疗心气不足,心神失养之健忘。

方药 25:孔子枕中神效散

组成:龟甲、龙骨、远志、石菖蒲各等份。

制法:上为末。

用法:食后服 7g,1 日 3 次。

功效主治:滋阴补肾,养心益智,强力。治疗心肾阴亏,健忘,癫久不愈,思维迟钝,忧虑抑郁。

第五节 药膳食疗养生方

俗话说得好:"药补不如食补"。武当道教医药常用的中草药中,有许多种都属于食品的范畴,如山药、黑芝麻、羊肾、莲子等等。有意识地选用一些具有补益作用的药性食品,长期坚持服用,对人体会有很大好处。另外,药酒一直是武当道教医药常用的治疗疾病的一种主要剂型,这不仅仅是酒本身具有活血行气的功能,也由于酒是一种溶解药物有效成分的良剂,可以将多种具有补益作用的药物的药效充分发挥出来,从而起到调补的作用。著名的药酒如龟龄集、八珍酒等,均是可长饮宜人的上好补药。历代著名的药膳食疗方和药酒,适用于中老年人,不管有无疾病,针对自己的身体具体情况选用适宜的药酒,是强身健体、延年益寿的重要措施。

方药 1:胡麻粥

组成:黑芝麻不以多少(夫皮)。

制法:上蒸 1 炊,晒干,冉微炒香熟,每用白杭米 270g,黑脂麻 135g,如常煮粥法,临熟加蜜糖。

用法:空腹食之。

功效主治:通大便美颜色,润肌肤,润肺止嗽。

方药 2:神仙粥

组成:山药(蒸熟,去皮)50g,鸡头实(煮熟去壳,捣为末)25g,粳米 50g。

制法:上以慢火煮成粥。

用法:空心食之,食后用好热酒饮 20~40ml 更妙。

功效主治:补虚劳,益气强志,壮元阳,止泄精。治疗劳瘵,泄精。

方药 3:莲子粥

组成:莲肉 30g(去衣)。

制法:上药研细入糯米,煮粥食。

用法:空腹食之。

功效主治:益精气,强智力,聪耳目,健脾胃,止泄痢。

方药 4:羊皮面

组成:羊皮 1000g(洗净,煮软),羊舌 2 个(熟),羊腰子 4 个(熟,各切片),蘑菇 500g(洗净),生姜 120g(各切片)。

制法:将上物洗净过沸水,切小块炖汤。

用法:随量食之。

功效主治:补中益气。治疗中虚胃寒,不欲饮食,虚羸无力。

方药 5:羊肉汤

组成:羊肉 500g(切块,炒),蘑菇 250g(洗净,切)。

制法:上用清汤,火上炖至羊肉熟烂,加入蘑菇,再炖熟,下胡椒 30g,盐、醋调和。

用法:随意食之。

功效主治:补中益气。治疗脾胃气弱,畏寒怕冷,四肢无力,食不知味。

方药6：益脾饼

组成：白术120g，干姜、鸡内金各60g，熟枣肉250g。

制法：白术、鸡内金各自研细焙熟，再将干姜研细，共和枣肉，同捣如泥，作小饼，木炭火上炙干。

用法：空腹当点心嚼咽之。

功效主治：健脾消食。治疗脾胃虚寒，饮食减少，长期腹泻，完谷不化。

方药7：八仙藕粉

组成：白花藕粉、白茯苓、炒白扁豆、莲肉、川贝母、山药、白蜜各等份，人乳（另入）。

制法：上除白蜜、人乳外，共为细末。

用法：每服30g，滚水冲，不拘时食。

功效主治：滋阴保元。治疗一切杂症虚劳，形瘦纳呆。

方药8：养元粉

组成：糯米（水浸一宿，沥干，慢火炒熟）750g，炒山药、炒芡实、莲肉各90g，川椒（去目及闭口者，炒出汗）6g。

制法：上为末。

用法：每日饥时以滚水250ml，入白糖3匙化开，入药末30~60g，或加四君子散、山楂肉各30~60g更妙。

功效主治：实脾养胃气，开胃进饮食。

方药9：山药粥

组成：淮山药（研末）4份、米6份。

制法：煮粥。

用法：食之。

功效主治：补脾益肾，固肠止泻。治疗脾肾两虚，食欲不振,泄泻不止。

方药 10:八仙糕

组成:枳实(去瓤,麸炒)120g,白术(陈壁土炒)120g,白茯苓(去皮)60g,炒陈皮60g,干山药150g,莲肉(去心皮)60g,山楂肉(去核)60g,人参30g(气盛者,砂仁30g代之)。

制法:上为末,用白粳米4kg,糯米1.2kg,打粉,用蜜1.5kg入药末和匀,如做糕法,先在笼中划小块,蒸熟取出,火烘干,瓦罐收贮封固。

用法:每食3~5块,以白开水送服。

功效主治:理脾胃,消饮食。治疗脾胃虚损,泄泻不止。

方药 11:八仙糕

组成:茯苓、山药、苡仁、莲子各60g,砂仁6g,芡实、扁豆、豆芽各30g。

制法:上为细末,加炒陈米750g,磨粉和入,再加白糖,做成糕样。

用法:早晚随食。

功效主治:调理脾胃,开胃进食。治疗脾胃不实,不思饮食,脘痞腹胀,大便易溏。

方药 12:八珍糕

组成:白茯苓、怀山药、苡米仁、白扁豆、建莲、芡实各500g,使君子250g,砂仁120g,糯米、白米各6kg,一方有五谷虫。

制法:上药共研细末,蒸糕。

用法:空腹随意食之。

功效主治：健脾开胃，和中利湿，固本培元，补气消积。治疗小儿疳积膨膨，食滞，面黄瘦等症。

方药 13：调和大补羹

组成：大米、小米、糯米、薏苡仁、莲肉、芡实、山药、白茯苓各等份，白糖少许。

制法：上炒熟黄色为末。

用法：每日空腹白开水和羹食之。

功效主治：调和脾胃，增进饮食。治疗脾胃不和，纳食减少，大便稀溏。

方药 14：煮鳗法

组成：鳗鱼（鲜活者）不拘大小。

制法：上去肠杂垢物，洗净，入椒、姜、葱煮糜烂，入淡酒、好醋、盐各少许，调和甘美。

用法：常食少许，不可多食，过食恐致泻。

功效主治：生精养胃，健脾补中，体弱气虚之人可常服之。

方药 15：八珍酒

组成：当归（全用，酒洗）90g，川芎 30g，煨白芍 60g，生地黄（酒洗）120g，人参（去芦）30g，白术（去芦、炒）90g，白茯苓（去皮）60g，炙粉草 45g，五加皮（酒洗，晒干）240g，小肥红枣（去核）120g，核桃肉 120g。

制法：上切片，共装入绢布袋内，装入小口酒罐内，加用好糯米酒 20kg，煮 2 小时，将酒罐埋净土中 5 日夜，取出，过 20 日服。

用法：每日早、中、晚各温饮 15 ~ 30ml。

功效主治:和气血,养脏腑,调脾胃,解宿醒,强精神,悦颜色,助劳倦,补诸虚,久服百病消除。

方药 16:葡萄酒

组成:干葡萄末 500g,细曲末 500g,糯米 37.5kg。

制法:上炊糯米令熟,候稍冷,入曲并葡萄末,搅令匀,入瓮盖覆,候熟。

用法:随性饮之。

功效主治:驻颜,暖腰肾。

方药 17:山药酒

组成:酥 1 匙,山药末适量。

制法:将酥入锅中熔化,入山药末熬令香,再入酒50ml,调匀。

用法:空腹饮之。

功效主治:补虚损,益颜色。治疗下焦虚冷,面色憔悴,小便频数。

方药 18:红颜酒

组成:胡桃仁(泡,去皮)120g,小红枣 120g,白蜜120g,酥酒 60g,杏仁(泡,去皮尖,煮 4~5 沸,晒干)30g

制法:先以蜜、油熔开,入烧酒 5L,随将 3 药入酒内浸21 日。

用法:每早服 15~30ml。

功效主治:补益,美颜。

方药 19:枸杞浸酒

组成:枸杞子、炒晚蚕沙各 135g,炒苍耳子 70g,防风(去叉)60g,茄子根(洗令净,细切,蒸 24 小时,须是 9 月

9 日采)60g,牛膝(酒浸、细切)60g,桔梗(锉、炒)60g,羌活(去芦头、锉)60g,秦艽(去苗土、焙)60g,石菖蒲(九节者,锉)60g。

制法:上以细绢袋盛,用好白酒 18 升浸,蜜封闭勿令通气,7 日方开,开时不得面对瓶口。

用法:每服 100ml,晨空服,午食前,临睡时温服。

功效主治:久服悦泽颜,滋润皮肤,退风益气强力。治疗中风,身如角弓反张,妇人一切血风,上攻下注。

方药 20:龙葚酒

组成:桑葚(晒干)、龙眼肉各 200g。

制法:用干烧酒 5kg,浸 1 个,坛口要封固。

用法:随量饮之。

功效主治:大补诸虚。

方药 21:西洋参酒

组成:西洋参适量。

制法:浸酒。

用法:随意服。

功效主:滋肺胃,养血气,生津止渴。治疗肺虚咳嗽,胃枯食少,上中二焦阴液少诸症。

方药 22:枸杞子酒

组成:枸杞子 540g。

制法:上一味以上清酒搦碎,上好白酒 5kg,滤去滓。

用法:任情饮之。

功效主治:补虚,长肌肉,益颜色,令人肥健。治疗肝虚当风流泪,形体羸瘦。

方药 23：仙灵脾酒

组成：仙灵脾（锉，鹅脂 30g，炒）180g，陈橘皮（汤浸，去白，焙）15g，大腹皮（锉）、槟榔（锉）各 3 枚，黑豆皮 27g，肉桂（去粗皮）8g，豆豉 27g，生姜 4g，葱白 3 茎（切）

制法：上锉，以生绢袋盛，用好酒 7.2kg 浸泡 30 天。

用法：每日早、中、晚各服 15ml。

功效主治：补精益气。

方药 24：酸枣仁酒

组成：酸枣仁 90g，干葡萄 150g，黄芪 90g，天门冬（去心）60g，赤茯苓 90g，防风（去芦头）60g，独活 60g，火麻仁 250g，桂心 60g，羚羊角屑 90g，五加皮 90g，牛膝 150（去苗）

制法：上药锉，有生绢袋盛，以酒 18 升，浸 6 ~ 7 日。

用法：每于食前，随性暖服之。

功效主治：温养脏腑，祛风通络，强筋壮骨，光泽肌肤。治疗四肢拘急疼痛。

方药 25：豨莶酒

组成：新鲜豨莶叶 1kg。

制法：上洗净晒干，入纱布袋内，用好酒 20kg，蒸 2 小时，浸 100 日。

用法：随量常服之。

功效主治：养精神，长须发，美容颜，祛风湿，强筋骨。治疗一切风症，筋骨疼痛，麻木无力。

方药 26：百果酒

组成：香橼、佛手各 2 个，核桃肉、龙眼肉、莲肉、橘饼各 250g，柏子 120g，松子 90g，红枣 600g，黑糖 1.5kg。

制法：好烧酒 15kg,浸泡 30 天。

用法：每日服 2 次,每次服 30ml。

功效主治：补虚益骨。

方药 27：还童酒

组成：熟地 90g,生地 120g,全当归 120g,川萆薢 60g,羌活 30g,独活 30g,淮牛膝 60g,秦艽 90g,苍术 60g,陈皮 60g,川断 60g,麦冬 90g,枸杞 60g,川桂皮 15g,小茴香 30g,乌药 30g,丹皮 60g,宣木瓜 60g,五加皮 120g。

制法：上绢袋盛贮,用陈酒 25kg,汤煮 2 小时,埋土中 7 日。

用法：每次 20～50ml,早晚各 1 次。加蕲蛇骨更妙。

功效主治：久饮能添精补髓,强壮筋骨,祛风活络,大补气血。

方药 28：长生酒

组成：枸杞、茯神、生地、熟地、萸肉、牛膝、远志、五加皮、石菖蒲、地骨皮各 18g。

制法：上药放绢袋内,用好酒 1500g 浸 24 日。

用法：每日服 50ml。

功效主治：补心神,生精血,益气力,壮下元。

方药 29：万寿药酒

组成：红枣 1kg,石菖蒲 30g,川郁金 30g,全当归 60g,五加皮、陈皮、茯苓、牛膝、麦冬各 30g,红花 15g。

制法：用烧酒 12kg,绢袋盛药入坛内,隔水煮两小时,入土数日,退火取出。

用法：随量饮之。

功效主治:补益强壮,益寿延年。

方药 30:万病无忧酒

组成:当归、川芎白芷各 15g,白芍 30g,防风 20g,羌活 50g,荆芥穗 15g,地骨皮、牛膝、炒杜仲各 45g,木瓜、大茴香各 15g,破故纸 30g,五加皮 45g,威灵仙、钩藤、石楠藤各 30g,乌药 15g,紫荆皮 45g,自然铜(火煅)、木香、乳香、没药、炙甘草各 15g,雄黑豆 60g。

制法:上药调匀,用纱布袋盛之,好白酒 10kg,入药在内,春、秋 5 日,夏 3 日,冬 10 日后取。

用法:早晨、午后温酒随量饮之,其味佳。如饮至一半,再加好酒浸饮妙。

功效主治:和五脏,平六腑,快脾胃,进饮食,补虚怯,养气血,利腰肾,健腿膝,补精髓,乌须发,清心明目,祛风活血,养神理气。治疗五脏俱虚及跌打损伤,筋骨疼痛。

第二章　武当乾道养生修炼法

乾道养生修炼方法众多,各山各派均有各自的看家本领,如武当山道教医药在全真派道教功法秘笈的基础上,吸取其他各门派的精华,创建了一套适合乾道修炼的"乾道养生修炼法"。这些功法重在修炼人的意和气。气是维持与调节人体生命活动的一种基本物质,是人体生命的根本;意是指人的精神作用,是调动人体内气,发挥人体潜能的关键。根据中华性医学研究会抽样调查,我国男性大多数患有不同程度的性功能障碍,也就是说,男性性征没有得到最完全的发挥,这不仅仅是影响性生活的问题,还有影响下一代的隐患,联合国教科文组织的官员卢卡斯博士曾发出惊呼,"世界男性公民的整体素质正在下降!"

武当乾道养生修炼法,能把男性公民的潜能充分激发调动出来,从而发挥人体自我调节的生理机能,这些养生修炼法虽不能产生什么"特异功能",却能重新找回男性之刚,还你男性的威力。武当乾道养生修炼法,是武当山全真派三天门悟气功中重要组成部分,武当道教医药秘不外传的"内丹修炼法",笔者得恩师朱诚德大师真传,经过认真挖掘整理,汇编成文,现将这些功法奉献给读者,若能遇有缘者修炼,并能从修炼中获益,乃作者之荣幸也。

第一节　武当长春功

一、功理

此功相传为元代道教全真派道人丘处机所创。因战乱流离，此功历经演变删增，在民间世代相承，各有不同，后来，经恩师朱诚德大师将此功传授给笔者。

此功的特点是，练功时用两腿根部挤压外生殖器，起势后两臂自然弯曲，能够使双臂经脉畅通，气血活顺，增进骨节肌肉的弹性，防治脉管炎。

此功动作直接牵动并刺激内关、外关、手三里、曲池、肩髃、环跳、天突等众多穴位，对防治半身不遂、老年性髋胯关节炎和肩周炎以及因肾亏引起的腰背疼痛，均有较好的疗效。

男性悠挤肾囊，促进睾丸健壮，增强人体整体其机能，可防疝气、精索曲张，加强蠕动，保证排浊能力，并提高性功能。

然而，除了性生活外，人们很少进行增强十字形的骨盆肌的锻炼，也即悠挤肾囊的运动。骨盆的锻炼可以大大增强生殖器官和它周围的复杂的经脉的功能。在这里，增强的重要性简直是无法估价的——它是男性健康的根本。大量的神经末梢和静脉血管都导入骨盆中，这里是和人体的每一平方寸相联系的组织的终点。生命器官的全部主要经络都经过这个区域，如果这里被阻塞或软弱无力，能量就会丧失。人体器官和大脑就会受损伤，这就是大多数青年时所面临的情形——他们的直肠肌和骨盆肌松软，他们的生命之气慢慢地流逝，结果，他们变得衰弱无力。

而此功的这些锻炼给骨盆区以按摩和刺激，生命能源被注入到睾丸里，在你身体中创造出性骨髓的永久贮藏地，使得男子汉们充满特别的生机。

道家把阴囊当作最低的隔膜，它的功能就像一个抽水泵。在人们年轻时或恢复体力的睡眠之后，阴囊是紧绷的，而在人老年或疲劳之后，则是松弛的。生命力的急流使皮肤坚实。阴囊携带着能量涌进这个区域，阴囊几乎立刻开始绷紧。

阴囊是创造性能量、精液和雄性荷尔蒙的加工厂，所以这儿贮藏着大量的"阴"气（冷性的生命能源）。所有的性能量，都是潜伏或休歇状态的"阴"。道家在划分不同种类的气的质量时，把性液体划归为水质成分。河水、潮水和海水都是阴性的。然而，当受到刺激时，阴会迅速改变它的属性而变成阳或热。只有在精子已经制造出来而睾丸还处于微冷的状态时，这种情况才能发生。精液能源的冷却功效，意味着它须向上环流以便同头部和胸部温暖的智力相和谐，反之亦然。

睾丸不停地参与制造精子、荷尔蒙，它还制造气——生命力的精髓，精液细微的能量是最为重要的，因为所有生命器官都要把它们的一部分储能拿出来以制造和维持精液的潜能。

低温阴性精液精气比高温的阳气或性能量更浓一些。

对于大多数人来说，只有当受到性刺激而精气不是高温的状态下，他们才体验到性能量，虽然这精气理所当然地放了出来，这就意味着，既然低温的能量更浓而移动更慢，那它就需获得帮助顺通道而上升到较高的中心。如果能先打通你的微观轨道，这样就更易于完成这条向上顺脊柱伸展直达头部，顺前部向下到肚脐、生殖器和会阴的通道，被道家当作是联接体内各个脏腑和大脑的主要能量通道。

武当长春功将有助于打开这些通道，完成微观轨道的畅通，通过挤压生殖器，运动骨盆肌，使充满青春活力的精液能量像热蒸气一样流到全身各个脏器的腺体，再又由脏器腺体聚集到睾丸，如此周而复始，生命长春。

此功青年、中年、老年均可习练，当日练习，当日得益，一生不辍，生命之树长青，此功简便易学，不会出偏差。

二、功法

(一)预备

全身直立，如山崖之松，两腿自然分开，与肩同宽，松散有致，两手自然下垂，置于体侧，如藤萝披拂，全身肌肉放松，目光平视远方。《长春经》上要求"筋骨要弓，肌肉要松，节节贯串，虚灵其中"。

玄想丹田至会阴处是一汪洋大海，两腿根部是一片金黄的沙滩和海水或涌或逐，冥冥中海水似被一个太阳蒸腾，热雾绵绵渺渺笼罩住全身。

(二)起势

1.左手慢慢提起，手心劳宫穴向上，五指略分，小拇指少泽穴沿胸前正中线之中极穴起，由下而上运行，经关元穴、气海穴、神阙穴远至胸前上脘穴，膻中穴时，右手开始以同样的手形，经同样的路线向上到膻中穴，在左手下停。与此同时，左脚轻提，脚尖沿地面经右脚内侧，虚步划弧。

调整呼吸，要求呼吸频率低至每分钟 1～4 次以下："鼻息微微，若有若无"。

玄想左手为一红明珠，右手为一白明珠，海水之热雾比为红白二龙，缠绕争逐穿行于中极穴、关元穴、气海穴、神阙穴、上脘穴、膻中穴，红龙在前，白龙在后，跟随红白二珠嗖嗖而行。

这时以上诸穴道有蚁行的麻痒感，应听其自然，不可着急，蚁行的麻痒感开始越来越强烈，每一个穴位都有麻酥酥的感觉。

2.左手继续向上方运展，目光随左手转移，左脚则同时伸出落地，左右脚相距约 60cm，躯干随之向左转动。

红白二龙继续随着红白二珠上升，左脚提起落地，好像红龙搅尾而上，已然离开大海。呼吸由胎息转为体息，《长春经》曰："恬澹虚无，真气从之，独立守神，肌肉若一。"即好像二龙穿行的穴位都可吸进新鲜空气，吸收草木中的氧气，吸收太阳，月亮精华之气，以补充体内正气，蚁行之感汩汩而来，更急更快，入骨入髓。

3. 当左手经人中穴沿双眉间到达头顶左前上方之顶点时，臂不伸直，使劳宫穴由朝上变为朝下，左脚同时屈膝，身体重心移至左脚，右腿随身内旋，右脚微提，脚底涌泉穴着地,呈左弓步。

红、白二龙摇曳生姿,喘喘乎于天庭,天庭似北溟,浩浩乎无穷,任红白二龙翻滚游荡,终于,红龙调头而下,俯瞰地阔。

蚁行于各个穴道络脉,啮噬不已,全身有筛糠之感。此时须沉入空灵,任吸入的空灵之气(草木的氧气,日月的精气)吹拂各个穴道,蚁行于全身。

4.左手开始呈海底捞月之势向下进行,此时右手已经运行至接近人中穴位的位置。与此同时,右腿内收,脚尖放在左脚跟右后方,呈半弓步,双腿根部内侧相应扣紧,使外生殖器有轻微的挤压之感。

红龙已摇头而下,白龙似急,奋力穿行至人中,海滩也似助白龙一夹,海水似溢,红龙意舒气恬,白龙惶惶大急。

蚂蚁啮噬的疼痛经空灵之气吹拂有所减轻,但依旧有红肿之感,海水喧腾咆哮,欲弥漫世界。

5.身体从左转向右,右手掌心劳宫穴向上,经双眉穴顺势继续回头的右前上方运转,左手刚开始自下向上跟行,与此同时,右脚向前跨出 60cm 左右,并屈膝,呈右弓步之势。

白龙不及休憩即自天庭跃下,红龙已入大海,搅得沙滩旁移,看到白龙跃下,即翻身爬起,向上飞窜。

蚁行之感依旧强烈,但少痛疼,正气十足,紧随白龙奔逐。各个穴位络脉如承天外来风发出天籁之鸣,物我皆忘,只有红白二龙组成一个循环不断的太极图。

6.当右手运行至头右前上方的顶点时,亦翻掌向下,左手则继续上行,身体重心则移至右脚。

白龙头摇摇欲坠,红龙冉冉又升,环宇明净,只有一太极圆圈环环转运。

蚁行之感有所减弱,如于风中蠕蠕而行,穴位络脉如丝绸揉拂过有熨帖之快感,但蚁行又行一线随红龙而行。

7.右手呈海底捞月之势向下运行,左则继续向上,左腿内收,呈半弓步,双腿根部紧扣,使外生殖有轻微的挤压之感。

白龙跌入大海,使得海水震荡,一队白蚁溶入大海,但似又有一队白蚁随红龙窜,蚁行之感不强烈,似困顿末醒,精气拟已溶入百骸,但又有精气涌入。

8.而后身体再向左转,继续左侧运行。白龙于海中跃起,紧随红龙。蚁行之感又渐至强烈,如风吹醒,爬行欢畅。

（三）收功

左右两侧动作相同,方向相反,交替进行。各做 8 次即可收功。但从意识上不应有收功的意念。

《长春经》曰:"练功不收功,到头一场空"。收功时要"守虚"放松,不需意想自己身体那一部位及那一线放松,而是让自己大脑虚空,不思不想,让身体自然放松。练完此功后,自己身体好像棉花松软,慢慢无限放大,怡怡然,这样,就会逐渐使全身感到处于松弛状态,还可使大脑入静。

（四）要领

1.练功时,要全身肌肉放松,切勿僵硬,两手动作交替要连贯自然,不可中途有停顿。

2.此功的关键在于,两大腿根部在内收、转体时内靠紧,使其挤压外生殖器,按挤压的幅度大小及体势下蹲的程度,可分为大、中、小三势。中、老年人可练小、中势,青年人可练强度高的大势,但亦必须由小、中势开始。

3.此功手臂动作有如太极云手状,要绵软滑润。

第二节　道家回春功

一、功理

回春功是我国道家的传统功法,回春功有回春延年之意,故曰"回春功"。又因此功有服气养肾的效果,所以又称"服气养肾功"。

回春功第一节采用腹式深呼吸,锻炼增强横膈肌,据测量,横膈肌活动范围每增加 1cm,肺活量可扩大 250 ～ 300ml,若经过半年至一年的锻炼,横膈肌的范围可以增至 4cm。那么肺活量便可扩大 1000 ～ 1200ml。回春功在做深呼吸时,全身放松,引体向上,屈身向下,作椭圆形的运转,这可使大脑皮层处于保护性抑制状态,中枢神经得到调整和平衡,有节制地开放全身平时闭锁的毛细血管,大大有利于体内细胞交换气体,最大限度地排除体内浊气,吸入新鲜空气。

新鲜空气对生命的意义大家都知道。一般人随着年龄的增长,肺气泡增大。同时,肺血管减少,其结果是功能无效腔增大。同时,肺泡壁间质纤维量增加,使肺的扩张能力下降,致使身体吸入的新鲜空气不足,又不能将全部浊

246

气排出体外,所以脸色皮肤变灰暗,失去光泽,不像年轻人那样神采奕奕,精力旺盛,甚至还会引起各种疾病,其重要原因之一是体内缺氧。

练了回春功后,由于身体吸入的新鲜空气增多,滞留浊气减少,细胞便会更加活跃,迅速修复受损的细胞,整个身体的健康状况便会得到改善,一般人做此功深呼吸动作之后,会顿时觉得精神畅快。心脏病人练此功,心绞痛,期前收缩的症状会渐渐减退,脸色也会变得红润而有光泽。

回春功第二节全身抖动,巧妙地对内分泌腺体起到了震动的刺激作用。所以,在抖动之后,会有一种全身舒服、畅快的自我感觉。

道家认为,人体内的 7 个命宫,大致相同于现代医学所讲的松果腺、脑下垂体、甲状腺、肾上腺、性腺等器官,这些器官主管人的内分泌。内分泌腺体产生的激素对生命的作用早为医学界所公认。这些激素是促进身体各器官的生长发育、维持其正常状态的重要因素,内分泌腺体功能下降,内分泌紊乱,便会导致身体发生各种病变,加速人的衰老。医学界多年来致力提炼各种激素注入人体内,用以治疗或延缓衰老,但效果并不十分理想。究其原因,一是人体内各种激素之间有一微妙的平衡,注入外源性激素,容易产生顾此失彼的结果,二是人的脑下垂体前叶是调节内分泌的司令部,如体内注入大量某种激素,脑下垂体前叶这个司令部便会向分泌这种激素的腺体发生指令,使其停止或减少分泌。所谓用进废退,即指长时间的停止或减少工作,反而会引起功能性衰退,所以有些患阳痿的病人,服用或注射性激素睾酮后,虽然病情可得到暂时性的好转,但当停止用药时,病情又会反复如初,甚至更糟。

对于内分泌失调而引起的病变,回春功是采取独特的运动形式,轻微震荡体内各种内分泌腺体,使其恢复并增强其功能,自行调节激素的分泌,从而达到治病强身的目的。

回春功第三节:左右协调转肩动作不仅对肠胃有良好的保健作用,对泌尿器官也有明显的保健作用。肾和膀胱随着做功而微微颤抖,可增强其功能,减少有机盐的沉积,预防结石的产生,同时,控制排尿的神经也得到调整,故有些患尿频的人,吃药打针无法治疗,改练回春功,短期内便有良好效果。

肠胃功能好坏,对身体健康影响甚大。许多人因消化不良、胃满腹胀、便秘、腹泻而十分苦恼,武当道教医药认为脾胃虚弱是引起衰老的重要原因之一。故此,增强肠胃功能十分必要。回春功的三节动作,使肠胃以三种不同的方式蠕动,有利于增强肠胃的吸收功能,加速食物粪便的通过,使有害物质不致滞留肠道过久而为患。另外,第一节深呼吸和第三节转肩用口吸气,都会使部分新鲜空气直接吸进肠胃,对肠胃起一定的刺激和清洁作用。同时,随着肠胃的蠕动,滞留于肠胃的腐败有害气体被排挤出体外,胃满腹胀便随之消失,便秘、腹泻也会好转,由于肠胃毛病而引起的病症亦会得到改善,更可预防痔疮及胃肠道癌瘤的发生。所以凡练此功的人都会有肠胃通达舒畅的感觉。

在人体内各种激素之中，性激素的作用尤为重要，性激素分泌减少或失调，必然会导致阳痿、前列腺肥大、肥胖或形体衰败，甚至产生息肉、癌瘤等一系列病症。回春功第一节深呼吸时，男性自然微收肾囊，回春功第二节全身抖动时，男性肾囊的前后上下悠动，回春功第三节左右转肩时，男子牵动睾丸，这些动作对调节性激素的分泌都有重要的作用。实践经验证明，许多性功能失而复得的人，大都得益于这些动作。

道家十分重视气血经络的通道，凡有瘀滞必然致病。所以道家说，不通则痛。有些女性经痛，不少是由于经血流通不畅所致。回春功的三节动作，使躯体柔性圆形或弧形的运转，而且全身放松，关节经络都得到活动，大大有利于气血经络的畅通，加之上面所说的体内吸入新鲜空气增加，内分泌得到调节，肠胃和泌尿器官功能的增强，可以使身体的健康状况大为改善，按道家的说法就是归顺内脏，增元气，顺天水，活血化瘀，祛邪扶正。因此，长练此功的人，都可以享受到体健神足，减少或免除病痛的欢乐。故称此功有回春之力。

道家秘传回春功，动作并不复杂，但要准确无误，则要全心参照后文所说的功法，多练几次才能做到。幸好，练此功不要求广阔的场地和较长时间，而是随时随地可练，一般每天两次，每次 5～10 分钟，但不要超过 20 分钟，若的确没有时间，三五分钟也可以，但必须坚持。记住：建立信心，坚持练功，必然会成功，功到自然成。

初练此功时,由于不习惯或未掌握要领,可能会有某种不适,但当您认真练下去,掌握要领后,便会初见成效,这时会有一种魔力吸引您继续练下去。因为练功后,您会感到舒服畅快,而不觉疲劳。

综上所述,回春功的作用在于吐故纳新,归顺内脏,畅通气血,祛邪扶正,增元气,顺天水。学练此功,不但为做其他功法打下基础,而且对治疗肩背痛、胃满腹胀、心脏功能衰弱,增强体质,提高性功能,减肥健美,均有显著功效。

二、功法

(一)预备

全身直立,两脚并拢,双臂从体侧缓慢向前、向上直伸,经面、胸前逐渐下落,分掌,回到体侧,同时随着双臂的下落,亦落踵,呼气。

而后两脚分开,与肩同宽,双臂自然垂于体侧。全身肌肉放松,目光平视,排除杂念,思想入静。

(二)起势

1.双转肩导引深呼吸。呼吸采用腹式呼吸。吸气、提踵,两肩同时向前、向上提起,转动,胸腹亦随着吸气而充分扩展,待两肩抬到最高处时,也就是吸气最充分之时,转而呼气、落踵,两肩同时向后,向下沉降、转动,胸腹之浊气亦随着呼气从口中排出体外,一个上下,一个呼吸为1次,连续转动16次。

吸气时脚跟提起,小腹鼓起,胸部展开,气沉丹田,尽量多吸新鲜空气。初学者用鼻吸气,习惯后,可口鼻同时吸；呼气时，两膝顺势屈曲，脚跟落地，使肺胃浊气从嘴排出。

2.抖动。深呼吸后，约停半分钟。全身放松，双臂仍垂于体侧。上身保持正直，两膝稍屈，使整个身体作上下弹性颤动。此时，男子双肾囊在两腿根部空档中前后微微摆动，如此抖动 164 次

在抖之中，两手手指略弯，伸直即有胀感。双乳、全身肌肉、牙齿以及体内脏腑器官，皆需有震动感，方为正确。

3.左右协调转肩，抖动后休息 1 分钟，上体直立，双膝微屈，两脚分开与肩同宽，嘴自然微微张开，头颈正直，两臂下垂，全身放松，重心放在前脚掌上。两肩划圆，做交替式上下转动。

肩头转动的方向是：先左肩提起，由前、向上、转后、向下划一圆周。几乎同时（熟练后，力求做到同步），右肩向后、向下、转前、往上划画一圆周。两肩同时上下协调运转，用身体带动肩，用肩带动臂，使上体不停地扭动，挤压五脏六腑进气排浊。共转 16 次。

（三）收功

合掌双手划完三个圆回到丹田，继续向左上方划半圆，运至头顶正上方，然后垂直下落至脐前，双手自然放下。

自然呼吸，全身放松，大脑宁静，不要再有意念，几分钟后即可。

（四）要领

此功的练功要领是，练功者在转肩的过程中，不必主

动呼吸，要依靠上体的扭动挤压来呼吸，练习一个阶段后，在安静的环境练功时，会听到肺部呼吸的呼呼声。而且由于练功时的肠胃蠕动，还会造成打嗝、放屁。一般来说，初练者在转肩时，以自感柔和适度为宜，不可用力过大过猛，但转肩划圆定要圆满，待动作熟练，身体适应后，可逐步将圆尽可能地划大为好。

内气动转时要意气相随，意守丹田不能太死，转圈在于缓缓柔和，不要一圈未完已想到下一圈，要循序而进。此功强调守田保精，练功期禁止同房，否则影响功效。

除每天早晚定时练功外，平时应多练内视气团。随着练功深入，若有"八触"出现，要镇定自若，如丹田热，阳器举，宜文火温养，在内气未形成时，切勿强行意领周天，待真气充实，盈盛欲动之时，顺其自然。

第三节　秘宗梨子功

一、功理

秘宗梨子功在武当道教流传已有 1000 多年的历史，是武当道教医药宝库中一颗灿烂的明珠。武当道教养生功法很多，秘宗梨子功的功法就是其中之一。

秘宗梨子功渊源于武当拳。武当拳是武术界当中精湛上乘之品。秘宗梨子功就是根据武当拳的架势动作，内劲外练，吸收各派气功原理和阴阳学说，结合吐纳，导引创编而成。

此功与众不同，能培育真气，贯串周身，增强人的体质，祛病健身。坚持久练，使人精神气爽，耳聪目明，起到有病治病,无病强身的功效。

气功之气,练功家称之为"内气""真气",是能贯通人体全身之气,现代科学家测定,人体发放的外气是一种含有"红外辐射""电磁波"的载体物质。武当道教医药把气功之"气"的真气归纳为"先天之气"和"后天之气"。"先天之气"又可分为精气和元气两种。精气是指人出生之初的一点精气,是胎儿孕育的基础,它来自父母。元气是指人体维持组织、器官、生理功能的基础物质与活动能力。元气在胚胎时期已经形成,它藏于肾中,与命门有密切的联系。

"后天之气"也可分为两种,即天气、地气。天气是指我们呼吸大自然的"清气",地气是指我们日常饮食营养所摄取的"水谷精微之气"。

真气又可以称为"真元之气""正气"。而根据所在部位的不同,作用的不同,又将它们分为"气在阳即阳气,气在阴即阴气,在胃曰胃气,在脾曰脾气,在里曰营气,在表曰卫气,在上焦曰宗气,在中焦曰中气,在下焦曰元阴元阳之气。"

"营气",是行于脉中之气,主要由水谷精气所化生,内则营养五脏六腑,外则润泽筋骨皮毛,营运全身。

"卫气",是行脉外之气,亦由水谷精气所生,其功能主要是护卫固表,防御外邪,温养肌肉、皮毛,开合腠理,排泄汗液,恒定体温。

"宗气",是行于胸中之气,是以肺吸入的清气和脾化生的水谷精气结合而成,主要功能是司呼吸,行气血。故凡出现声怯、懒言、自汗、心悸、疲乏等症状，便称之为"宗气不足"。

以上所述真气种种命名和各气所司之职，都表示真气在人体中的重要性，它们互相依赖，互相推动，促使人体生命活动的正常进行。即：先天之精气要依靠肾脏藏精功能与气化功能正常，先天之精气才能很好地发挥应有的作用。水谷中的精气，要依靠脾胃的运化功能正常，才能从水谷、饮食中摄取而化生人体内必需的水谷精微。存在于自然界之精气，则依靠肺的呼吸功能正常，自然界之精气才能被人体吸收利用。因此，从气的来源或生成来看，除禀赋先天之精气外，后天饮食营养以及自然环境等状况都有一定关系外，均与肾、脾、胃、肺的生理功能密切相关，肾、脾、胃、肺生理机能状况好坏，决定于真气是否充足，这些脏腑生理机能的盛衰，也取决于真气的充沛程度。

真气是人体生命活动的根本动力，是人体生命的源泉，是抵抗疾病的物质基础。《庄子》说过"人之初，气之聚也，聚则为生，散则为死"，所以，锻炼气功，培育真气，对消除疾病，增强体质，延年益寿，具有莫大的好处。

秘宗梨子功能补肾养气，养精化神，促进人体激素分泌，使性机能增强，对阳痿、早泄、性腺功能低下、性冷淡、慢性肾衰竭等均有很好的疗效。

此功功法易学易练，方法简便，安全可靠，无副作用，对早泄、阳痿、慢性肾炎的治疗具有不可估量的效果。

二、功法

(一)预备

身体中正端直,两腿弯曲。

男的左腿在下,右脚压在左大腿根部上面,左脚心向上,左脚放在右大腿根部上方,形成两小腿斜向交叉。左手掌心向上,拇指弯曲紧靠手掌,拇指尖扣在食指根节中部的外侧,呈凹掌形,平放在脐前;右手掌心向上,四指平伸并拢,紧托住左手,并使右手拇指尖与左手拇指尖相接,两肘略向前伸,含胸拔背,使上下畅通,称心如意而坐,闭目养神。

(二)起势

1.按摩丹田穴:修炼此功时,要单床独睡。子、丑、寅三个时辰为最好的练功时间,这三个时辰是阳气旺盛期,久练此功时,阳气就在这三个时辰最为旺盛,这三个时辰练习此功,由百会穴引天上之阳气入丹田,由涌泉穴引地气上升到丹田,二气相会于丹田区的黄庭穴,达到阳气、阴气平衡。

将手搓热,左手放在丹田处(脐下 1.5 寸),右手放在背后的腰脊柱骨上,正对肚脐的地方命门穴,将手按住之后,在丹田穴上的手按顺时针旋转按摩 36 次,再逆时针旋转按摩 24 次。按摩的地方正经过关元穴、气海穴、天枢穴。命门穴和关元穴能够壮元气,补肾气,气海穴和天枢穴可以加固精气,因而起到调治性功能失调的作用。然后再从中脘穴到曲骨穴上下按摩 60 次,一上一下为一次。做此节功时,心情平静,要清除一切私心杂念。练功中始终意念丹田内的黄庭穴。坚持练此功可使青春常在。

2.兜转梨子:口诀:"正九转,逆九转,乾坤自然转,天地合,阴阳和,五行调和。梨子功,能生精,精化气,气化神,青春回我身。"在念完口诀之后,将双手搓热,用左手兜住梨子,右手放在丹田处,按着时针正旋转梨子九九八十一次,然后再逆时针旋转九九八十一次,兜转的速度和力量以适应舒适为度。兜转完之后,再上下兜梨子 60 次。梨子即阴囊。此时若阴茎挺举,不必顾及,按要领做完此节功法,意念守住丹田穴即可。如果有欲念发生要赶快排除之,不然全功尽弃,梨子功的关隘就在于此。所以练此功必须具备高尚的气功、功德和品质,方能有成效。万万不可误入歧途,切记!切记!要有柳下惠坐怀不乱的定力。

3.按摩会阴穴:取仰卧式,将双腿盘在一起后,两手搓热,用左手按摩会阴穴,按摩速度和力量以适度为准。一边按摩一边默数 100 个数即按摩次数。一上一下为一次,当会阴穴有了热胀感时,即停止按摩。随着气力、体力增强之后,可以增加按摩次数。这节功要意守会阴穴。会阴穴位于男子肛门与阴囊之间。

4.拍打梨子:取仰卧式,两手搓热之后,将右手放在丹田处,用左手轻轻拍打梨子一百次,一边拍打,一边意守会阴穴,拍打的力量以能适应为准,不可用力过猛。随着练功时间的增长,可以适当增加拍打的力量和次数,最高可以增加到 500 次。

5.拍打丹田穴:取仰卧式,将右手兜住梨子,用左手拍打丹田穴 100 次,一面拍打,一面意守丹田穴,拍打的时候,由轻到重,由慢到快,然后再由重到轻,由快到慢。用力的大小以个人舒适为度。练此功时,要严格注意一点,在拍打震动时,如果达不到100次,就有发生射精感时,应立即停止拍打。记住此时拍打的次数,射精感消除以后继续操练,直练到100次为准。久练此功,可以治愈早泄、阳痿。练此节功时,要消除一切私心杂念,具有高尚的气功功德,方能修炼成功。手淫患者意志特别要坚强。

6.夹击梨子:取在侧卧式,双腿弯曲,双手交叉,左手放在右膝盖上,右手放在左膝上,头向下低,弯腰成弓形体,梨子和阳具夹在两大腿中间内侧,夹击的重力不要太重,以适度为准,静静卧着,默数100个数,然后再翻向右侧卧式,同左侧方法一样,再做一次。

7.胎息静练:取仰卧式,将双手十指交叉反掌由丹田穴上伸到头部;双腿向下伸直放松,停止呼吸,1~2分钟或更长一些时间,用胎息方法静练,使元气在丹田穴聚集不散。梨子功做到此时,津液满口,要分几次咽下腹内,滋润胃肠,滋润丹田,这也是人的养生之道。津液是肾水所生,津液亦是心血所化,二物能助消化和补精。平静之后,达到全身舒适,精神畅快,心情轻松之后,立即收功。

(三)收功

两手相互搓热,先做体表按摩。按摩的部位很多,一般从头面部开始,如浴面、按鼻、按眉、摩耳等。再按摩脐周围腹部,逆、顺时针方向各摩100次,并意守脐中片刻。还可按摩两腰、尾骶、脚心等部位。而后拍打全身,一般遵从上肢、躯干、下肢的次序在全身来回进行。

（四）要领

1.要想修炼此功，必须具有高尚的功德，消除一切私心杂念，特别是性欲要消除。想修炼成此功，在练功开始，要停房事100天，能做到的才能练成，做不到的就练不成此功。

2.无论是身强者，还是体弱多病者，在练此功期间一定要得到夫人的理解与支持配合，方能练成此功。否则在练练此功期间有了房事则前功尽弃。

3.修炼此功期间，必须遵守道教六戒，特别是戒掉烟、酒、性和禁吃辣味食物。

4.在修炼此功时，年过40岁后练功为好；有阳痿、早泄等疾病者可以修炼；修炼此功时，最好先练长春功或其他功法一年以上，有了气力、体力，有了基础，再练此功是比较合适的。

5.练功之前排净大、小便，练功方位是头朝南，脚朝北修炼为好。

6.练功选择子、丑、寅中任一个时辰都可以，每天练功一次即可。

7.练功一年之后，或过100天，可以恢复房事，但也要做到节制房事，做到春一、夏三、秋二、冬藏即可。总之，本着"精满则溢""有兴则纳"的原则，这样合乎自然界规律，就不会影响自身的健康，也不会影响练此功效应。

8.平时应常做到：发宜常梳，面宜常擦，目宜常运，耳宜常弹，舌宜抵腭，齿宜数叩，津宜常吞，浊宜常呵，腹宜常摩，肛宜常摄，调养其神，务快其心。

第四节　自在日精功

一、功理

自在日精功是道教一种性命双修的功法,主张"清静无为"。道法自然而复归"天地合一",以达到气功的最高境界。"自在"即是以道教的"人法地,地法天,天法道,道法自然"的说教为依据,本乎自然,顺应自然,因势利导地运用自然,"日精"意即是吸取天地自然之精气,使之为己为人服务,以求达到"人天合一"的理想境界。因此此功法被称为"自在日精功"。

此功法的主要特点是炼精化气,打通小周天,让气在任督两脉中前降后升。打通任督两脉便可以进而打通全部奇经八脉乃至十二经脉,经脉打通则可祛病延年。

道家注重"精、气、神"的修炼和保养。自在日精功旨在弥补人体日渐消耗的这些物质能量。弥补日益亏虚的这些"精、气、神"人身三宝,以恢复这具有劳伤虚损的身体,使这具病体残躯焕发生机。

自在日精功借宇宙间自然能源之外力,来直接温煦濡养周身,使人体如后天人为或被迫导致的各种内、外体能的损耗与失调得到补充,从而焕发人体的生机与活力。因此,凡是久病体虚经治无效及练气功未受其益者,只要认真修炼上功,健康者会更加健康,体弱多病者,会恢复健康,枯槁者亦会回温润之色。

自在日精功为道教炼精化气的初级方法,自古以来,虽代代相传,但都是口传心授,没有专门的方字记载,即使有书,也多是含糊其辞深,深奥莫测,今笔者探得此功真谛一二,捧之于众,供修练者参考。学好此功,乃生命之基石,长寿之根本,年迈而力不衰。其采日精功,有升阳之妙,捧月华法,有益阴之效;后天开化功,则采清换浊,培育中土,健脾养胃,有间接养育"先天(肾,先天之精)"之能。

自在日精功中的"采日精功"意在吸日之精气,自然之灵秀,开通任督八脉十二经,使周身气血畅通,达到充精补气壮神之目的。《黄庭经》所谓"日月光华救老残"是也。其功有生发清阳之气,散尽阴霾之浊,补虚固本,防老抗衰之效能。凡阳虚体衰、热能不足、雄性不强者宜勤习之。

自在日精功中的"捧月华法"是取月之光华(冷光),益人身真阴。具有补肾养精(经血),健脑添髓,轻身延年之功效。

这两种功法正如道教所追求的那样,从日月天地这万物场中采气炼丹,盗天地,夺造化,激发身中内在的功能,以至天人合一,无为而为。

自在日精功中第三部分即"后天开化功",它是通过自然训练呼吸与柔缓的弯腰打拳运动,结合意念贯气入隐白穴,可使人身清气上升,浊气下降,推动后天之本"脾精"运行输布周身,以清除后天失调与戕害所造成的阴阳失和,劳作虚损诸种病症,如精、气、神三宝的亏虚,五劳七伤诸虚百损等现象。所谓"采清风、换浊气、寒暑交换",意即在三九隆冬、三伏酷暑勤习此功,必有良效。

本功的中心环节,是通过练功来"激活"脾经的起始点,重要的"井穴"隐白穴,以达到培补后天,强化脾胃的目的。

《内经》谓"脾者土也,脾脏以灌四傍者也""万物土中生",可见脾之重要了,在武当道教医药临床中,对后天诸多失调,多责之于脾。例如:四肢懈惰乃"脾精不行",是因"脾主四肢"。而思绪纷纭,杂念过多,即可导致神经衰弱,亦多由思虑伤脾,因"脾主思虑",过则伤也。由此可见,培补后天之本,强化脾胃功能,在武当道教医药临床中具有十分重要的意义。

本功强调静、定的修习。也就是说练本功之法,有助于静功境界的改善,心猿得锁,意马得拴,思维定向性与有序化的水平也就相应提高。习静修定,意气渐添。也就是说"脾藏意",若脾精充足,意气必强,而意念力增强,必使精神容易集中,心情得到平静。

武当道教医药讲"虚则补之",但"药补不如食补,食补不如气补",凡"年半百而动作皆衰者""溺于生乐"而"精、气、神"有所"漏"者,练好本自在日精功,皆可补其漏,盈其精气。

自在日精功功法虽然简单,但必须掌握道教顺应自然之道理。要融身心于其中,无为而为,则自然得道矣,不可不诚。

二、功法

(一)采日精功

1.选择空气清新环境较静的室外场地,"日精"最充足的早晨(太阳刚出地平线时)。

灵方妙法

2.面对太阳松静站立,姿势以自然舒适为原则,闭目、入静、神视静观太阳1至2分钟。

3.双手缓慢向太阳方向前伸,如"摘球"状,同时轻吸一口气。

4.意想双手将太阳徐徐从天空摘下,抱至脐前约14cm处。

5.再意想双手抱在脐前的"太阳"开始自动轻轻旋转,同时带动手臂乃至全身运动。

运动的要点是:意念要想着球带手动,而不是用手揉球。周身的动作宜轻松灵活,手、眼、身、步皆放松自然,随球运转。

6.收功:意想双手抱的"太阳"徐徐从肚脐进入体内,同时配合深呼气,双手随着"太阳"入脐的意念向脐部合拢。

将太阳收入脐内后,双手掌心向内,重叠捂在脐部(不分左右),闭目内视进入体内的太阳化着一个金黄色的光球。随着深呼气(一次),意想金光球随着呼气散向全身之后,睁眼,搓搓手脸,散步片刻,即可结束练功。

7.注意事项:

(1)每日练功一次,每次练功1~2小时。练习本功的最佳时间为"活辰时",即指练功者所在地的太阳从地平线全部升出后,至满一个时辰为止的时间。按武当道教医药理论,此时为一日之春,其时"日精"充足,阳气升发,万物复苏,一派生机勃勃。

(2)体弱多病者,应增加每日练功次数,缩短每次练功时间。

（3）本功不宜在室内练习，阴云密布和无阳光时，禁练本功。

（4）站立不便者不宜练此功。

（5）练此功过程中，不宜练其他功。

（二）捧月华法

1.自每月农历初八至二十三日，在月光明亮之夜，面对月亮松静站立，两眼观月5分钟左右。

2.双手前伸，意念捧月。

3.在吸气的同时，双手缓缓向头顶方向回收，意念将月捧至距头顶百会穴上方约14cm处的空中停住。

4. 按上述方法操作两次，分别将月捧至膻中穴前14cm处和脐下丹田部位离之14cm处的空中停住。

5.闭目内视，静观"三轮明月"（即头上方、胸前、丹田前面各有一轮明月，具有光明圆满的特征），静观的时间不限。

6.接上式，双手上举，吸气时掌心向下，徐徐将意念中头顶的明月捧入百会穴内，进入头中，同时双手合拢重叠头顶百会穴处，静默片刻。

7.再将双手前伸，掌心向内，按法分别将膻中穴、丹田前面的两轮明月捧入体内，应注意捧月动作时一定要配合吸气。

8.闭目内视头中、胸中、丹田内各有一轮明月，特征如5所述。内视时间亦不限。

9.然后以手（男左女右）轻轻拍打百会穴处，同时意想身中的三轮明月随着拍打，在身体的正中（百会穴至会阴穴)形成一白色光柱,然后内视此光柱,时间不限。

10.收功:徐徐睁眼,轻搓手脸,即可结束。

11.注意事项:

(1)在规定的练功日期内,每晚练习一次,每次练习的时间自行掌握,以自感恰到好处为准。在规定之外的日期不宜练此功。

(2)凡要求意念活动,特别是内视时,一定要遵循松静自然的原则,切莫加重意念,追求景象。

(3)练本功最好选在室外环境幽静的地方,时间以月初升为宜。

(4)站立不便者不宜练此功。

(5)练本功时不可与其他功法相掺杂。

(三)后天开化功

1.起始姿势:松静站立,双手松握空拳,置在两肋下,两腿分开,与肩同宽。

2.左脚向前迈一步,缓慢出右拳,同时弯腰,用右拳缓缓打向左足大趾甲旁的隐白穴处,同时自然呼气,意想有"气"随着缓缓打下的右拳,贯入隐白穴。

3.当呼气结束时,右拳应刚好停在距隐白穴 3cm 左右处(拳应悬空,勿与足部接触)。左拳始终在左肋下不动

4.上述操作完成后,缓缓起身,将右拳收回至右肋下,自然吸气,待吸气结束,左右拳应完全收回至右肋下,身体同步恢复直立姿势。

5.然后再迈右脚,按法用左拳打向右隐白穴处(操作及要求均同上)。

如此左右交替,反复练习。

练习中要始终注意呼吸频率协调,同步,周身应放松,运动宜缓,眼睛睁闭不限。

6.收功:身体直立后,不再换另一侧操作,将后边的一只脚向前迈一步,双脚站齐,闭目,双手捂肚脐,同时双手轻揉肚脐几分钟,即可收功。

7.注意事项:

(1)每日练功 3～6 次,每次练习 30～60 分钟。

(2)严重的精神分裂症、美尼尔综合征、高血压、冠心病重症以及不能做弯腰动作者,勿练本功。

(3)练功时要做到呼吸自然,动作协调,周身松活。

(4)初练时有轻微头晕现象者,皆因呼吸不自然,动作不柔缓,运动不协调所致,稍加注意纠正,即可立即消除头晕现象。

(5)"三九""三伏"天,多在室外练习本功,于人身心妙用无穷。

第五节　武当道教洗髓功

武当道教洗髓功,属一种内功,此功通过 22 个导引动作,使从头到脚的各个关节活动起来,疏通全身经络,调整周身气血。再运动元气,涤荡督、任二脉,乃至全身五脏六腑中的秽浊,达到"如服灵丹妙药,众疾减消"之目的。

一、运百会

男左、女右,以掌心劳宫穴对准百会穴,双手重叠做顺时针旋转 36 次,逆时针旋转 36 次。

二、循按鼻梁

用两手食指,循鼻两侧,由下而上推按 9 次。

三、揉按迎香

用两手食指腹,压按在鼻两侧迎香穴,做 36 次。

四、揉按眼部

用两手食指指腹揉按眼周八卦穴,每个穴位揉按 9 次。

五、揉按太阳

用双手拇指揉按两侧太阳穴,分别各 36 次。

六、干擦面

搓热双手,乘手热用手由下而上搓擦面部 36 次。

七、干梳头

双手十指分开。由前向后,头部每个部分用手指梳理 36 次。

八、揉按风池

用两手拇指按压在头后风池穴,做旋转揉按 36 次。

九、拿玉枕

左手拇指向下,拿住头后玉枕部,做捏拿动做 9 次,右手亦同样做 9 次。

十、击天鼓

两手掌捂住两耳,手指向后上方,用两手食指与中指做弹打动做。做 24 次。

十一、撑耳孔

两手食指尖,插入两侧耳孔,一提一插,共 24 次。

十二、揉按听宫

用两手食指腹,压按在耳前听宫穴,做旋转揉按动作,共 36 次。

十三、叩齿

微闭口唇,上、下牙齿做叩击动作,共做 36 次。

十四、颈部运动

头正颈松,端正坐定。①头缓慢前倾,转头向左后,眼看左后上方,稍停数秒钟,缓慢还原。再向右做上述同样动作。左右各做 3～9 次。②下颌内收,头顶向上微用力向天上顶,肩背稍用力向下沉,做顶沉时吸气,呼气时放松,做 3～9 个呼吸。

十五、指腕活动

①双手十个手指均需做捏、拧、拔动作,每个动作在一个手指做 3～9 次。依次先做右手大拇指、食指、中指、无名指、小指和左手各手指。②用左手拇指按压在右手腕大陵穴,其余四指在右手后背捏紧,右手做上、下活动 36 次,再用右手捏住左手做同样动作 36 次。

十六、肘部活动

①双手指交叉,掌心向下,做上、下波浪式运动 36 次。②双手指交叉,做掌心向上、向内转动,再向前推出,做 3～9 次。

十七、肩部活动

端坐位。①双手的手指弯曲拉勾:用左手将右手在胸前拉向左侧,右手臂需伸直,与胸锁骨平行。停数秒钟还原,再次左拉,共做 3～9 次,左右相同。②双手十指交叉,缓慢抬上头顶,两臂需紧贴头两侧,向上伸直,露出两耳。

停数秒钟还原,共做 3～9 次。

十八、神龙绞柱

①两脚伸直坐好,两手臂自然放在身体两侧。②两手臂交叉,手握住上臂。用鼻呼吸时两肘微抬高,这时双脚尽力上翘,呼气完毕,缓慢放松,用鼻呼吸,吸气毕,再接做上势,共做 9 次。

十九、展臂宽胸

①两脚伸直坐好,两臂缓慢抬起,将手掌横在面前与眼相平,掌心向外,手指稍曲,肘斜向前。②两臂同时向两侧拉开,手掌慢慢变成虚拳,两臂缓慢伸直,胸部尽量挺出。两臂回曲时两手慢慢变成掌,恢复①姿势,拉开时吸气,还原时呼气,做 3～9 次。

二十、腰胯活动

两脚开立与肩等宽,两手拇指向后,四指向前,叉在腰间,意想尾椎处生一尾巴,与地面相连,意想用尾巴作笔,用腰胯之力,在地上划圆圈,左划 36 圈,右划 36 圈。

二十一、旋转膝部

两脚并拢,两膝弯曲,两手扶膝,做顺时针、逆时针旋转各 36 次。

二十二、足部活动

①两脚伸出,腿自然伸直,赤脚用脚拇趾与第二趾做弹击动作 36 次。②双脚绷直,上翘动作各 36 次。

洗髓

做毕以上各式动作,全身放松,自然端坐,轻闭双目,轻合口唇,用舌在牙齿外、口腔内,做左右旋转 3 次。这时口腔内自然有较多口水,将口水分三次缓慢咽下。闭目暗视,将口水送至下丹田,如此用三口口水,吞咽九次。这时下丹田自然有沉重或者微热的感觉,可以用意念把它想成一个小太阳,并用意念把小太阳运送到会阴,过肛门,到尾闾,从尾闾向上过命门,上玉枕,到百会,下上星、人中,过喜桥、承浆、膻中、神阙,下丹田,如此运行 3 遍。再用舌在口腔内旋转 3 次,再用三口口水,吞咽九次至下丹田,这时想下丹田的小太阳,慢慢长大,温度慢慢增高,这种温度像火一样,将全身烘烤的热乎乎的,这种热感全身无处不到,持续 3～5 分钟,或者更长时间。收功。

第六节　武当秘传壮阳铁裆功

一、起式

①松静自然站立,做自然缓慢呼吸 3～9 次。②左脚跟提起,用脚尖在身前划半圆。向左出半步,两脚与肩同宽,站立。两手掌置两髋间,指尖向前,做自然呼吸 3 次。

二、平衡阴阳

接上式:两脚尖向左转,左膝弯曲,右腿蹬直,成左弓步,胸、面部同时转向左侧,吸气时胸向前挺,两手向下按,肛门、会阴、前阴向上提,呼气时全身放松,一吸一呼为一次,做 3～18 次。将身休转向右侧,成右弓步,做上述同样的动作做 3～18 次。

三、益肾固精法

①两脚分开与肩同宽,脚尖稍向内扣,两膝微曲,全身自然放松,两手大拇指掐无名指根部,余指握拳,拳心

朝上,置于胯前。②吸气时十趾抓地,膝盖和胯部稍向外撇。令裆部撑圆,同时上提前阴、肛门,并握紧两拳,闭气片刻(不是憋气)。如此:一呼一吸为一次,做 3～9 次。

四、捶肾法

两脚分开,与肩同宽,松静站立,上身向前微倾,双手握空拳,用腰部力量,带动两手,用适度力量捶击肾区,每只手捶击 36 次。

五、捶阴根法

两脚分开,与肩同宽,松静站立,两手握空拳,用适度力量捶击耻骨联合下部 36 次。

六、挂裆固精法

裸下身,两脚分开站立,用纱布带套住阴囊及阴茎根部,需露出阴毛。纱布带下吊一 1.5kg 重沙袋。扎紧纱布袋,摇动髂部,做前后摆动,做 36～81 次。

七、抓捏睾丸法

两脚分开,与肩同宽,松静站立。搓热双手,用左手心劳宫对准肚脐按住,右手做抓捏睾丸动作,缓慢地抓住,缓慢放松,力量要适度,以睾丸稍有感觉即可,不能将睾丸捏痛。一抓一放为一次,共做 36～81 次。

八、揉睾丸法

自然站立。先用左手握住阴囊和阴茎根,握紧后,用右手揉按右侧睾丸 36 次,再做左侧的同样动作。

九、顶睾丸法

自然站立。双手托住阴囊,拇指将两侧睾丸推向两侧的腹股沟,稍片刻即放下,做此动作 3～9 次。

十、仰卧推腹法

取仰卧位。双手相叠,由胸下剑突处向下推至耻骨上缘,共推 36 次。

十一、仰卧揉脐法

取仰卧位。双手相叠,左手在下,以手心对准肚脐,做顺时针、逆时针揉按,各做 36 次。

十二、仰卧点揉气海法

取仰卧位。先用左手中指揉气海穴 36 次,再用右手中指点揉气海穴 36 次。

十三、金牛钻地法

取双膝跪位。头钻地,双手放头两侧,做腹部深呼吸,吸气时,收腹,提前阴、会阴、肛门,闭气片刻,呼气放松腹部、前阴、会阴、肛门,做 3～9 次。

十四、搓肾俞命门法

取坐位。搓热双手,用热手掌搓擦肾俞、命门穴,做 36 次。

十五、搓涌泉法

取坐位。将右脚放在左大腿上,用右手搓擦右脚涌泉穴 100 次,再用右手搓擦左侧涌泉 100 次。

十六、收功

端正坐定,全身放松,做自然缓慢呼吸 3～9 次,稍做放松活动即可。

十七、练功的注意事项

（一）练功是件快乐的事

每个人衰老的程度各不相同，那是因为食物不同、工作不同、动作不同、睡姿与睡眠时间不同的缘故。以上介绍治疗身体各部位衰老的方法，希望读者选择符合自己身体状况的功法来切实遵行。

大部分人的衰老的征候不止一处,而是好几处。这时候,如果同时实行各自需要的功法,并且持续不断,效果会更大。

不过,一次做那么多种功法感到不胜其烦而不适应的人,可以从最需要的地方开始。只要连续 7~21 天,就会觉得自然,最后变成当然的行为,以后再加上其他功法就适应了。做得越习惯,你就越感到舒服。五种到七种功法非但不使你引以为苦,反而越做越快乐。

(二)"缓慢"才会有效果

练习各种功法时,有一件事必须谨记在心:身体动作一定要缓慢进行。大部分的技巧都和呼吸同步,呼吸要配合身体的动作。

呼吸和身体的动作都要缓慢地进行才有效果。常常听到有些人说,照着书做功法结果毫无功效。如果有机会看这些人练功,通常可以发现他们都忘了动作必须缓慢。他们像做体操一般,充满弹力地运动身体。

道教功法之所以有效果,是因为刺激身体的穴道和经络。以缓慢的呼吸,将摄取到体内的自然能量之气(氧)融成新鲜的血液(气血),循环到身体的每一个角落,替换停滞在身体内关节、肌肉、内脏的瘀血和浊气,然后,借着呼气把瘀血所含的邪气从口和皮肤排出体外。

缓慢的呼吸和动作才会产生这种效果。这一点务必牢记不忘。

(三)练功前的注意事项

1.打开窗户,让室内的空气流通。当然开窗是最理想的。如果冬天怕寒的话,可以先让空气流通一下,再关上窗户,以使室内温暖。

2.在服装方面,不要穿紧身衣,最好是穿宽大的衣服,穿睡衣、内衣也无妨。手表、眼镜、隐形眼镜、项链等饰物要全部拿掉,脚上不要穿袜子,一定要赤脚,因为赤脚可排出邪气。

3.需要配合呼吸的功法,一定要在空腹时实行。饭后过了 2 小时才能做。一天不要做 3 次以上。

4.喝啤酒或其他酒类,酒意消失之前不要练功法。

5.入浴后练功法,必须等身体散热之后方可。

6.动过手术的人,因为功法不同,必须听从指示。这一点要注意,因为有时会发生危险,所以必须遵守功法规定。此外,生理期间和妊娠中不能做的功法,都要切实遵守指示。

练功的时间最好是早上醒来之后,在床上做最容易,如果没有特别的指示,可以配合自己的生活来做。尽可能一天做两次,早晨起床和寝前各做一次最理想。

(四)练功时的注意事项

1.首先要闭眼,放松肩膀,顺应自然的放松全身,保持轻松的心情。

2.其次,为了排出体内的浊气,一定要尽量吐出体内浊气,才可以开始练功法。

3.练功时不可以太勉强。做的时候心里觉得舒服,才能治疗失调与疾病。万一做不到指示的次数,也可以只做到自己认为满意的次数。

4.摩擦身体的功法,必须将双手摩擦温热之后再做。寒冷的时候,先在暖炉烘暖双手再摩擦。摩擦时,不能在衣服上摩擦,要以手掌摩擦肌肤,并且用力,摩擦四至五次就会暖和。不能聊尽义务般地随便揉搓。最重要的是,要始终存在着使身体健康的意念。

(五)呼吸法要领

1.呼吸时要从鼻吸气,从口吐气,吸气时紧闭住口。为了充分吸入新鲜空气,吐气要轻、短、尽。吸气时新鲜氧气才能吸满、吸足。

2.随着动作做吸气,配合动作终了时吐气。

3.配合呼吸法的功法,原则上要闭眼。但有时也睁眼,应该按要求去做。

如前所述,练功很重视呼吸的方法,这三种要领不只在练功时要留意,甚至在生活中也是这样。现代人身体失调,不少是由于错误的呼吸方法引起的。

(六)练功结束时的注意事项

1.练功时流汗用干毛巾擦,但脚底和颈部因为排泄邪气之故,要用温暖的湿毛巾擦。

2.练完功即刻入浴会减低功效,至少要过10分钟再入浴。

第四篇 → 武当道教
医药文化渊源探秘

武当山：古称"太和山"，位于湖北省丹江口市境内，为世界文化遗产、国家级重点风景区。据《太和志》"武当"的含义是："非真武不足当之"，中国道教"玄天真武大帝"的道场于此，亦是武当道教及武当道教医药的诞生地。本文从多方面对武当山道教医药作较为深入探讨。

一、武当山道教医药形成的主要元素

（一）传说始祖炎帝神农氏与武当道教具有渊源

相传"炎帝神农氏"出生于湖北随州历山，成年后的神农，为了使人类拥有生活安定，物产充盈，病有所治，老有所养，农忙时齐耕种，闲暇时共欢乐，人能得长生的生存环境，他不畏艰险，带数千随从，由随州历山出发，顺汉江而上，行至现在老河口境内，见有处江面较窄，岸边生长着大量竹木，神农就和随从们伐木作舟渡过汉水，因此老河口境内遗留有"仙人古渡"的地名，沿用至今。过江后，行至谷城，忽见天空一群大鸟，口含一种植物从天空飞过，神农利用他刚发明的"神农箭"射下一群大鸟，发现大鸟口含的是一种植物种子，神农经过品尝这些植物的种子，做出的食品纯香、味美，是充饥佳品，他即将这些种子取下，教会随从们种植、管理、收获，即是现在的五谷杂粮，收获后可以保管，作缺食时吃用。故《九域志》载有："隰州有谷城，神农植五谷于此"。故襄阳境内谷城县的县名沿用至今。神农又带领随从攀山越岭，跃沟跳涧，饿了就采集野果，打猎充饥，困了就夜宿山野，一路行来辛苦非常，加上随从们初离故乡，水土不服，过度劳累，随从中伤病者甚多，行至武当山境内，随从们已举步艰难，寸步难移,神农见状,只好让大家就地休息,他自己和几位强壮的随从在山里采了一些植物,打了一些野兽,用火煮熟,让伤病者们食用,又拿出他发明的"桐木琴"演奏美妙的音乐,并教大家演跳他编排好的健身舞蹈,他自己与随从们同甘共苦,共欢乐。谁知大家吃过他所煮的食物,听到他演奏的美妙音乐,跳了一段他编排的舞蹈以后,伤病者很快得以康复。人们为了记住这次神农的有效治疗过程,随从中有不少人就地专门学习、研究、整理神农这次所用的药物、所奏的音乐、所跳的舞蹈。这就是武当山道教及道教医药的前身——武当山里的专门修炼者。

以后参与者越来越多,研究成果越来越多,深山密林中也因此热闹起来,吸引着高人雅士,进入深山密林,探求人生之秘,追求长生之道,他们学神农采药物以身相试,穷医技反复验正,听林涛风响,鸟鸣兽啸,弹奏古琴,以悦心怡情,跳练舞蹈以舒筋健骨,强身健体。人们用以上方法修炼,有些人得出异常功能,如《真诰》记载:"武当山道士戴孟……得不死之道……遂能轻身健行,周旋名山,日行七百里。"

随着成功者的增多,使武当山名声大震,这时道家人物不期而至,儒学隐士纷至沓来,能工巧匠慕名问道,使武当山修炼者倍增,为武当山道教及道教医药的诞生打下坚实的基础。因此唐代诗人李白在《题随州紫阳先生壁》一诗中写道:

神农好长生,风俗久已成。复闻紫阳客,早著丹台名。喘息餐妙气,步虚吟真声。道与古仙合,心将元化并。楼疑出蓬海,鹤似飞玉琼。松雪窗外晓,池水阶下明。忽耽笙歌乐,颇失轩冕情。终愿惠金液,提携凌太清。

清代名人蓝尉华在《味草亭》一诗中写道:赭鞭千古说农皇,百草依然雨露香。心与阎阎关痛痒,灵通原庙竞芬芳。檐边曲绕晴烟碧,槛外平依古石苍。更喜天池一泓水,清冷先取涤肝肠。

(二)民间医药为武当道教医药的成长准备了优质土壤

汉代:武当山道教在漫长酝酿后诞生,它以炎帝神农氏及黄帝轩辕为始祖,遵老子李耳为教祖,以"道"为它的最高信仰,以得道成仙,长生久视,生道合一为最终目的。为了追求"生道合一"这一最终目的,就必须要寻觅一个保体、延寿的良好方法。《太上老君内观经》说:"奉道者以道为事,即要修长生久视之真。"道教讲究"性命双修",修性即修自己的品德,修命即是修炼自己的身体。吐纳导引,服食辟谷,炼内丹与外丹,是道教修命的主要方法。这些方法则要以人体脏腑功能、经络穴法、阴阳五行、升降出入等理论作为基本理论基础,离开了这些医药理论,道教的修命方法就成了无根之树, 无源之水。因此修道之人,从入教开始就不得不开始研究医药,穷及医理。葛洪在《抱朴子内篇·对俗》中说:"为道者以救人危使免祸,护人疾病,令不枉死,为上工也。"道医们除秉承上辈所传医药知识外,也不断向民间收集良方妙法,如武当道教医药中不少常用药方均来自民间,很多传统疗法中如"刮痧、针灸、薰洗、外敷"等许多方法是向民间学得,或是受民间高师指点又进一步提高。比如说,武当道教医药上的"三丰骨康膏"就是武当山下一位伤科医生家里祖传秘方,治疗骨折及骨折后骨痂不生长、骨髓炎等骨病,治愈率在80%~98%之间,因这家人曾受到武当山道教恩惠,他们将此方无私地贡献给武当山道医,成为武当山道教医药治疗骨折的一大特色。另外,很多高明医师,因故入道教,亦为道教医药增添了新技术、新方法。当然,历代道医的虚心学习,勤奋探索,精心整理,使很多民间医药成为道教医药的重要组成部分。

（三）楚汉文化及汉族医药是武当道教医药的活水源头

武当山雄居汉江中上游,在古楚国的境内。武当山道教身居楚汉之地,楚汉文化为其母系文化,吸收接纳了大量汉族医学知识,更准确地说,武当道教医药是融合了很多汉族医学知识及医药成果而形成的一种宗教医药学。

（四）历代道教医药的道医都为武当道教医药添砖加瓦

周代尹喜,庄子称他为"古之博大真人"。他通过武当山修炼实践得出"心平身正"是较好养生方法,为武当山道教医药心理养生打下了基础。汉代武当山道士戴孟,"服大黄及黄精,种云母……"可见戴孟在汉代在种植药物、食用药物等方面,均已有较高水平。汉代武当山道士马明生,在武当山五龙宫自然庵炼太阳神丹,至今仍有炼丹遗址和炼丹所遗炉灰,为武当道教医药的外丹修炼做出了贡献。

阴长生乃马明生之徒,他传艺鲍靓,鲍靓传艺给葛洪,葛洪在炼丹术、传染病及医药临床均取得划时代的成绩,为武当山道教医药乃至中华医药均做出了重大贡献。东晋武当山道人徐子平,他弃官学道,精通针灸等术,为人治病,常针到病瘥,在武当道教医药针灸治疗方面功不可没。唐代药王孙思邈曾修道于武当山,他医术精湛,医德高尚,留下医药著作甚多,不仅在医疗技术方面为武当山道教医药作出了很大贡献,而且在医生的医德方面,为武当道教医药乃至中华医药作出榜样。

宋代武当山道士陈抟,隐于武当山修道,他服气辟谷20 余年,炼睡功,可长睡百日不醒。他在武当山研究"画前之妙"便画出了"无极图""先天图""太极图",为武当山道教医药的"辟谷术""长睡术"及内丹修炼术,均做出了巨大贡献。

元代武当山道士鲁洞云,他精通道术、道医,常行医于民间,经他救治过的伤病者无数,在武当山境内乃至全国有良好口碑,百姓非常信仰他,帮他修路架桥,盖庙修舍。他不仅在武当道教医药方面做出了贡献,造福了百姓,在武当山的建设史上也做出很大贡献。

武当山明初道士张三丰,乃武当内家拳祖师也。《张三丰太极炼丹秘诀》曰:"有七针先生者,常持七药针,治人疮疾多奇效,人遂以七针呼之。先生亦以此自名,……三丰二字横顺分观,盖如针之,有七也。

张三丰是元、明时期名道,他先学少林拳,后悟创武当拳,除在武术界有较高声誉,在武当道教医药的针灸及道教养生方面,造诣甚深。他在养生方面,著有《无根树》《打坐歌》最为著名。他创引佛入道之先河，提倡"佛、道、儒"一家的思想，使宗教文化相互渗透，使武当道教医药及武当武术更加完善。

明代道人雷普明，修道于武当山。弘治十四年，皇宫御马，传染瘟疫，京城医界无策，征召雷普明施治，雷普明前往施治，马疫得平息，雷普明在兽医方面，显示了武当道教医药的实力。

清代顺治年间，皇姑患病，太医们束手无策，武当山道医曾和宗奉诏进京，用武当道教医药的秘制"八宝紫金锭"为皇姑治愈疾病，得到皇帝封赏。

民国期间，武当山道教总道长徐本善，精通道术，医术精湛。1931 年 3 月，贺龙等同志率红三军转战武当山，开辟武当山革命根据地。徐本善率道众迎接大军进住宫观，协助部队创办红三军后方医院，并亲自配制武当道教医药秘方"刀枪金疮散"及其他秘方，采集中草药供治疗伤员使用，使大批伤员很快康复，重返前线，为中国革命及解放事业做出了巨大贡献，受到贺龙同志高度评价，亦受到人民群众永远的怀念。

民国武当山道医袁正道，湖北房县本西武当西岭人，幼年饱学经文，为人刚正，早年受施洋、李大钊、董必武等革命者影响，参加革命工作，出生入死，不顾个人安危，为革命事业做出过卓越贡献。革命胜利后，袁正道不争名利，坦荡俭朴，以医为业，曾在北京、上海以"武当真诰"按导医术，悬壶济世，著书立说，有《按导医学》《沪上医磅记》《内经浅释》等书传世。1981 年 3 月 3 日在上海病逝，享年 90 岁。

朱诚德，武当山龙门派三天门，悟性丹功第二十四代传人。1939 年在河南南阳玄妙观出家。1940 年入武当山拜金宇成为师，尽得龙门派三天门悟性气功真传。擅长点穴、按摩、针灸，自采自配药物为人治病疗伤数十年，未收分文。朱诚德一生经历了种种磨难，但他从无怨言，始终坚持增功培德，助人行善。1989 年应邀在西安、襄樊表演丹功，先后治疑难杂症数百人。1989 年还应中国人民大学邀请，在北京做了十天的健康咨询。并与著名科学家钱学森在一起交谈人体生命科学、道教医药等观点，两位老人发生共鸣，并建立了深厚的友谊。1990 年去世，享年 92 岁。

（五）与宫廷医药的往来，使武当山道教医药更完善

武当山道教医药自汉代被汉武帝重视，并派大将军戴孟前往武当山求医问药，建立了武当道教医药与帝王和宫廷的关系。戴孟带着汉武帝委托来求医问药，当然也带来了他在汉代宫廷里医药信息，戴孟以后留山修道，汉代宫廷里医药信息亦自然地与武当道教医药有机结合，为武当山道教医药的进一步提高给予了一定帮助。

唐代中宗李显，曾被其母武则天贬为卢陵王，发配到武当山下，受此挫折，加上发配时一路车马劳累，李显从精神到身体均受到严重摧残，成天忧郁寡欢，一病不起。当时均州知州周憬非常着急，为了取得卢陵王的喜欢，周憬即请来武当道教有名道医为他诊治，身体稍好就将他带到武当山上观看山上的名胜古迹。李显特意在五龙祠抽了一支签，签文曰："逢申戊午起风云，初夏丁丑照山

城,迁酉岁月困流陵,神龙甲辰复飞腾。"李显看后很是高兴,内心充满期望。周憬见李显高兴又对李显说:神农氏曾遗留有酿酒秘方在此,武当道教医药的道医们现在仍能按照原方酿制美酒,此酒不但可以调心情、通血脉、医伤病,更有益寿延年之效果。唐中宗听后非常高兴,即叫周憬备酒,他要和众官员一起品尝。周憬即从武当山道教搬来美酒,供中宗及众官饮用。谁知众人饮用此酒,只觉得此酒是:"开坛浓香扑鼻,品味是醇厚净爽,幽雅细腻,回味悠长,空杯留香"。饮用后只觉得:"百脉通畅,心旷神怡,力气倍增。"从午到晚,只饮得众官酩酊大醉,中宗十分高兴,即提笔写到"神农糯米酒,皇室难觅寻,托得仙人福,喜看百官醉"的赞美诗篇。

公元 705 年,李显被召回长安继承帝位。他离开武当山时,非常留念武当山道医们所酿糯米酒,又提诗写到:"此酒只有皇家有,瑶池天宫酿也无。他日龙驾回长安,每年送朕三千斛。"并将此酒封为"皇酒"。李显走后,武当道教医药的道医们因为养生、弘教、造福于民众的宗教需要,不断提高制酒工艺,将"皇酒"改成"黄酒"而大量生产,一直延续至今。李显回京城后,武当山道教医药每年要进贡三千斛神农黄酒,当然,也能带回中宗的赏赐。其中亦有皇室所用的药品和太医院所用的医疗器械,为武当道教医药增添了新知识、新品种。

宗仁宗赵祯从小多病,武当山有这样的传说:宋仁宗编写《真武启圣录》等真武大帝的神话书籍,是因为武当山的道医曾为仁宗治过疾病,因此赵祯对武当山道教十分崇拜,留下了赞颂武当山的真武大帝的诗篇:诗曰:"万物之祖,盛德可威,精贯玄天,灵光有炜,兴益之宗,保合大同,香火瞻敬,五福攸同。"

明朝武当山定位皇家的家庙,相互来往更加频繁。由于武当山各宫观道士已成"禀食官道",所以武当道教医药亦明显带有御用性,此时武当道教医药有一个很快发展,主要表现以下几个方面。

岁贡仙品,旧例不变。早在成华二十一年(公元1485年)的圣旨中说:"彼处所产榔梅、黄精、鲜笋等物,系永乐、宣德年间旧例选办……既是先年时例。还是以前采取,如法选办来用。"由此可见,从永乐、宣德年间,武当道教医药中的养生佳品即是年年向皇帝进贡的贡品,是旧例不变。武当山盛产的榔梅,能生津止渴,益寿延年。盛产的黄精以个大质嫩,疗效高而著名,特别是武当道教医药的黄精炮制方法更是独一无二。立秋后,采百年以上黄精洗净,不见铁器去皮毛杂质、晒干,用武当道教医药特制的神农糯酒浸透,用木桶瓦罐拌入黑黄豆,蒸熟晒干,再用黄酒浸透,再蒸再晒,如此九次,将瓦罐木桶搬入净室。净室除打扫得一尘不染,还要用檀香等香料,熏三天三夜,道医们洗净身体,再用药浴浸泡以后,换洗净熏过的道衣,方可进入净室。打开锅盖,取出所制的黄精,用金箔纸包裹,装箱密封待用。其他还有各种稀缺竹笋,如鹰嘴笋、鹿尾笋等,都是按节令、某日、某时采集,按武当山道教医药秘法制作。这些贡品,除能治疾疗伤,更重要的是:这些都是能延年益寿、健体轻身之仙药,这就满足了皇室追求长生，服食仙药延年益寿之需要。从永乐开始至明末，一直未曾间断过。当然进贡者每年数次进宫，皇帝多次赏赐，加上道医们好奇、爱学等因素，少不了进宫的道医要进太医院参观、学习，向太医院的太医们学习、请教，再把很多先进的皇家医院技术、严格的皇家医院规章带回武当山，使武当山道教医药更加规范，更加科学，医疗制度更加严格，医疗技术更加先进。所以当时明王朝的帝王们，亦非常相信武当道教医疗的技术。虽然皇室要人请武当道教医药会诊治疗的文献记录不多，可是弘治十四年皇室的御马传染瘟疫，征召武当道教医药的道医雷普明施治，马疫得平息，由此可见，马匹患病，尚诏武当道医医治，况乎于人。太医院医生李时珍，修撰《本草纲目》首先想到武当山采集中草药标本，并向武当山道医们请教学习。他写《本草纲目》时，引用了武当道教医药很多文献，如《曜仙乾坤秘韫》《曜仙乾坤生意》、《张三丰仙传方》《神仙感应篇》《太清石壁记》《遁甲书》《修真指南》等数十部。以上书目为武当道教医药必藏之书，有些书乃武当山道医亲自撰写。当然李时珍的到来，武当山道教医药也借光多多，为武当道教医药进一步发展，注入了活力。

清代，武当山道教受宠有减，但武当道教医药仍被皇家重视。清顺治年间，皇姑患病，太医们束手无策，武当山道医曾和宗奉诏进京，用武当道教医药的秘制"八宝紫金锭"为皇姑治愈疾病，得到皇帝的封赏。

总之，武当山道教及道教医药，本身是为益寿延年、长生久视而创建的宗教和宗教医药，它借助神灵安慰人们对死的恐怖，运用医药及养生手段满足人们对生存的渴望。历代皇室都需要它这两个重要的因素。当然，皇宫及太医院高层的医学理论，汇集全国及全世界的先进科技和进口药物，也开阔了武当道教医药的视野，增长了医学知识，特别是皇宫太医院的正规的管理制度，为武当道教医药的正规化、科学化，提供了管理方面的依据。

二、武当道教医药的传承关系

（一）戴孟

南朝道士陶弘景，所编《真诰》记有："武当山道士戴孟者，乃姓燕名济，字仲微，汉武帝末时人也。夫为养生者皆隐其名字，藏其所生之时，故易姓为戴，托官于武帝耳，而此人小好道德，不仕于世矣。年少时先丧父后赡养母亲，母丧行大礼服下葬，至西汉武帝时为殿中将军，汉武帝遣他入武当山寻医求药。他弃官学道，服食大黄及黄精，种云母等药，身轻健行，周游名山，日行七百里。时有祥云紫气荫其上，或闻芳香之气彻于山谷。后白日上升，落帽于武当山峰之上，称"落帽峰"。汉代迄今"落帽峰"均为武当山七十二峰之一。陈抟诗云："我爱武当好，将军曾得道，升举入云霄，高岭名落帽。"戴孟在武当山服食大黄、黄精等药，并种植云母等药，这种自种、自采、自制、自食已体现出了当时武当山道教医药较为成熟。戴孟通过服食及修炼亦达到了道教追求的"身轻健行，周游名山，日行十百里"的特异功能。

（二）山世远

又名山炼师，号"太和真人"。汉代武当山道士。据《怀庆府志》记载:山世远为河内人,师出尹轨,后受戴孟先生法,在武当修炼20多年,每晚睡觉前,先读一遍《黄庭内景经》然后入睡,能自炼其魂魄,后得道升仙而去。《黄庭内景经》是武当道教医药的经典之作,讲道教医理、药理,为道医必读之书,可见山世远,当时除了修炼,学医也是十分用功,每天睡觉前先读一遍《黄庭内景经》方眠,可见其刻苦精神。

(三)鲍靓

武当山道士,阴长生之徒,《云笈七签》记有这样一件事:大兴元年(318)(鲍)靓暂住江东,于蒋山北道见一人,年方十六七许,好颜色。其人徐徐动足,靓奔马不及,已渐而远。因问曰:相观地步必有道者?其人曰:为仙人阴长生也,太上(即老君)使到赤城。君有心,故得见于我。靓下马,拜为师。鲍靓是葛洪的岳父兼师傅,曾拜左慈为师,学道教医术,"左慈耳聋丸"至今还被广泛使用。鲍靓道教医学造诣甚深,他教授出一代名医葛洪,为我中华医学史上一个重量级人物。

(四)徐子平

晋代武当山道士。《类书》载晋安帝在位时,华阴县令徐子平,弃官入道,隐居武当山砂朗涧钓鱼台之下,洞明针灸,常以针为人治病,针到病除。他著有《定真论》《古忌篇》《继善篇》三书传世。

(五)孙思邈

武当山唐代道士,医药学家。据《大岳太和山志》载:"一日,孙思邈见一牧童打伤一青色小蛇而流血,他忙脱衣将受伤的小蛇包住,治好伤口才放其回归山野,过了一段时间,有白衣少年来访,受少年之邀,孙思邈随他走到城里,见他家十分豪华,如同帝王所居,一位身穿大红衣服的出来迎接,奉命一青衣少儿拜谢。孙思邈才恍然大悟,知这位青衣小儿即是受伤的小蛇,左右侍官告诉他,这地方是泾阳水府,龙王赠送贵重的物品,他都不要,龙王欢喜,便取出龙宫里珍藏的三千医药奇方,对孙思邈说:"此可以助你济世救人。"思邈欣然接受。以后孙思邈医德高尚,医术精湛,受人民敬仰,称为"药王",全国各地多处建庙,纪念。

（六）陈抟

宋初武当山道士,隐居武当山九室岩修道。他服气辟谷 20 余年,炼睡功可百日不醒,在武当山研究"画前之妙"他便画出"无极图""先天图""太极图""指玄篇""阴真君还丹歌注"等。内容大多是讲解内丹修炼,人体脏腑所在部位,修炼的方法和功效,讲得非常清楚,对武当山道教医药的内丹修炼及人体解剖学均具有深远的影响。

（七）雷普明

明代武当山道士,他精通武当道教医药,善于临床,不断为人医病疗伤,在兽医方面亦有较深造诣。弘治十四年,皇宫御马患传染病,皇宫的兽医无策,武当山道上雷普明奉诏进京,经雷医治,御马疫遂平息。这说明当时武当山道教医药的兽医治疗水平也很高。

（六）徐本善

号伟樵,河南杞县人,清末武当山总道长。

徐本善幼习儒业,学贯古今,精通道学、武当道教医药。他修炼的武当武功,可以说达到了炉火纯青的水平。为帮助红三军在武当山建立红三军后方医院,他为伤病员们献方制药、精心治疗,使众多伤病员很快康复奔赴前线,为中国革命事业做出了卓越贡献。他练的武当拳受到贺龙元帅赞扬。徐本善道长可以说是:文武双全、医德高尚、道行深厚的好道医、好道长。

(九)朱诚德

俗名朱林,河南南阳城关人,为武当山龙门派三天门悟性丹功第24代传人,现代武当山在庙道医。朱诚德在"三九天"天雪地冻时身着单衣而安然无恙,他长年不睡,在木板上打坐,80多岁仍能日行百里的登山路,他每日能服数克砒霜。73岁时被耕牛撞断肋骨二根,胸椎呈多处骨折,他能自修如初。他一生多受磨难,但他从无怨言。他精通道教医药、针灸、点穴按摩,自采自配中草药,为人医病解难,从未收过分文。他无私奉献,收俗家弟子尚儒彪为徒,尽传武当道教医药精妙,由其徒整理其口述资料,武当道教医药的《"四个一"疗法》《二毒致病理论》及临床上的《武当道教医药的八卦秘方》和一些灵丹、妙法,才能与世见面,使武当道教医药这块瑰宝不致失传。

(十)尚信德

武当山俗家弟子,为武当山龙门派三天门悟性丹功、武当道教医药第25代传人,湖北襄阳人,上世纪70年代拜道医朱诚德为师学习武当医药,系丹江口市第一医院主任医师,武当道教医药研究会会长,十堰市十大名中医之一,《人民日报·海外版》2003 年公布的"中华名医"之一,中华特色医术研究会常务理事,中外名医协会理事,湖北省武当文化研究会理事。先后著有《伤科方术秘笈》《古传回春延命术》《武当道教医药精选》,均已出版。参与编写《中国武当中草药志》等书,发表医学论文几十篇,参加过六次国际性学术交流会,获数次大奖,事迹被《中国专家大辞典》《中国名医名术大典》《现代名医大典》等五部大典收载。

三、武当道教医药的特点

(一)天人同气

《中国道教大辞典》载"人与自然同体元气,人生之呼吸一往一来,无时无刻不与天地之气相通、相联,故曰天人一气。人能效法天地之运行,内炼外修,与自然同一,则益寿延年。"故赵紫琼曰:"天人一气本来同,为有形骸碍不通,炼到形体妙合处,方知色相即是空。"武当道教医药认为:"人类生活在自然界,自然界存在着人类赖以生存的必要条件。"《素问·宝命全形论》说:"人以天地之气生、四时之法成。"《素问·六节脏象论》说:"天食人以五味,地食人以五气。"这里古人明确指出了人所需要的空气、饮食等都来源于自然界。《灵枢·五癃津液别篇》说:"天暑衣厚则腠理开,故汗出……天寒腠理闭,水湿不行,水下留于膀胱,则为尿为气。"这又说明了天气暑热,人体就会以出汗来散热适应;而天气寒冷时,人体为了保温,腠理就致密而少汗,多余的水液就从小便排出。总之,人体的一切功能都要根据自然的环境来调整、适应,以保持人体内外的平衡，人体这个小环境和自然界的这个大环境保持平衡。"

（二）医易相通

武当道教医药的先贤、唐代道医孙思邈早就说过："不知易便不足以言太医。"易具医之理，医得易为用。《周易》是武当道教医药的重要经典，必读之书，武当道教医药的阴阳五行则与《周易》阴爻、阳爻的阴阳有关系，以及《周易》卦象所寓的阴阳哲理是武当道教医药阴阳学说的起源。《周易》的阴阳又是以"— —""—"即阴爻、阳爻为体现的，阴阳的对立、消长、转化、相互依存的关系皆取决于这两个基本符号的变化。《周易》中虽然没有直接言阴阳，但阴阳观念已包含于以上所谈的刚柔明确的卦爻之中。武当道教医药还认识到这种阴阳的矛盾运动存在于天地万物之中，包括社会现象。当然人体内也无处不存在着阴阳及阴阳的矛盾运动。

（三）以气为本

以"气"为本，保"气"为先。武当山道教医药受楚汉文化的影响，吸收了楚汉文化中的"养气"理论，在医药理论上是以气为本，保气为先。老庄名著《知北游》中曰："人之生，气之聚也，聚则为生，散则为死，……故曰，通天下一气耳。"南宋石泰《还源篇》中说："气是形中命，心为性中神。"三丰《大道论》中说："气脉静而内蕴元神，则曰真性，神思静而中长元气，则曰真命"。从以上这些文献上可以看出，"气"是人生命之关键，人有气则生，无气则死。因此，武当山道教医药中特别注重"气"的保养。自从武当山道教创建以来，武当山的道医们就源源不断地从民间吸取营养，引进技术，将流行在民间的各种健身养气法收入道教，加以宗教化的改造，纳入道教医药体系中，成为武当道教医药体系中"养气"方法的准则。在用药治病疗伤方面，道医们也是以养气、理气、破气、调气为主要治疗方法。

（四）二毒致病论

武当道教医药认为，人体的病因主要是"二毒"，即是经络之毒和脏腑之毒：经络之毒是经络中宿血所致；脏腑之毒是脏腑中宿便所致。这两种毒即是致病的原因，也是病理性产物。经络之毒是因元气虚弱或是经气瘀滞，导致的经气运行不畅，毒留经络，毒邪超过了人体防御机能，即可导致疾病发生，亦可因为外伤、经络受损、血瘀经络，瘀久化热，热甚成毒而在经络内造成疾病，亦有因经络内含毒量过重，排泻不畅，毒在内腐经烂络，使经络破断，造成经络内的经血外溢，循环受阻，而导致半身不遂，左瘫右患，或者危及生命。

脏腑之毒，则是人们所食之物，精华被人体吸收利用，糟粕则要排出体外，倘若排泻功能失调，患者所食之物含毒量太重，超出了脏腑的排毒功能，这些毒素不能及时排出体外，被人体吸收，即可损脏坏腑，造成疾病。当然这些毒素在体内可通过经络，将毒素运送到体表，形成皮肤及疮疡病；或者经络之毒，通过与脏腑相通的关系，将毒素传入到内脏，造成脏腑病。这两种毒素均可借助经络内通五脏六腑，外连四肢百骸与窍官的功能，将其运送到人体各个部位,在人体正气最虚弱处发生疾病。道医们说:"人体至虚之处,便是存病之所。"在疾病防治方面提出:"要想没有病,内脏打扫净"的说法。

(五)恶死贵生

重人贵生,提倡:"我命在我不在天",从史料上可以看出中国道教与中国原始宗教有密切的渊源关系。原始宗教认为:"天上的神"是世界上万事万物的主宰者,可是经过漫长的历史证实,"天上的神"对人类的保护和人的欲望,常不能尽如人意,当人类的智慧和生存能力不断得到提高以后,人类对自己的力量有了信心,它相信"人"这个生命体只要善于调养,按规律生活,就可以活到天年,并不需要"天上的神"来保护。天年是多大岁数呢?道教名著《三清贞录》说:"修炼者,下寿120岁,中寿1200岁,大寿12000岁。"内丹家都说:"炼致地仙者,可延年千岁,甚至长生住世。"以上资料所言,虽有难实之处,但道医们这种"我命在我不在天"的宏伟气魄和伟大理想,是世界上其他民族和宗教不曾有的,道医们的这种精神影响着人类对人体生命科学的不断探求,终于在现代出现了"人体基因组合""人体器官克隆"等科研成果,使道医们追求的"长生住世"的理想将成为现实。也正因为道教有追求"长生住世"理想,才使武当道教医药学得以充实、发展与提高。

(六)混合使用"四个一疗法"是武当道医的又一特点

在漫长的医疗实践中,武当道医们创立了独特的"四个一疗法",即是"一炉丹,一双手,一根针,一把草"。其中一法可以治疗多种病，一种病又可用几个法。它把预防、治疗、康复视为一个整体，总结出了不少治疗奇难杂症和健身益寿的成功经验，又经历代武当道医反复临床应用，不断完善提高，这"四个一疗法"已成为武当道教医药工作者们都能掌握，可重复操作性极强，药到病除，手到痛止，带有一定道教特色，具有中华民族地方风格的武当道医神方妙法。现将这"四个一疗法"简介如下：

1.一炉丹：所谓一炉丹，即道教修炼的丹田之气。它是将人身当成炼丹的丹炉，以本身的精、气、神作为炼丹的材料，在自己身中烧炼，使精、气、神聚而不散而成圣胎。所谓圣胎，道教称为"内丹"，即所谓一炉丹，它即可疗伤治病，又能强身健体，益寿延年。道医们炼丹是必修之课，通过炼丹，即可增强本身的体质，增强手指的指力，而提高治疗疾病的效果。病人炼之，则使疾病早愈，疗效巩固，身体健康。

2.一双手：所谓一双手，即是医生用一双手为患者作点穴、按摩治病疗伤。武当道教医生们点穴、按摩的特点是，轻灵柔和，力到病所即止。要求手法做到治皮不伤肉，治肉不伤皮，治骨不伤肉亦不伤皮，力量柔和持久，稳、准、匀，手不离皮肤，力量走肉间，粘连不断，一套手法一气完成。

3.一根针：所谓一根针，即是针灸疗法。武当道教医药的针灸特点可分两个方面：一是针具的种类多，它的针具分为钢针、木制针、银制针、黄金针、瓷制针。木制针有鸭嘴形拨筋点穴针，还有沾药水叩打穴位的三星针、七星针、九星针,根据叩打部位的大小,可将针加到二十四星,所用药水亦是多种多样,根据不同病情采用不同药物。叩打的力量方法也是根据不同疾病采用不同方法和不同的力量。钢针又分为冷针和热针,冷针和平时针灸师所用的针法相同。热针则分为温热针和火热针,温热针是将针刺入肌肤内,将针尾部固定的药制药球点燃,使燃烧的药球所产生的热,通过针体传入肌肤内,起到医治作用。另外的火热针亦有两种,一种是将针体烧红,刺入皮肤内,一种是将针体上固定有可燃物,施治时将可燃物点燃,皮肤上隔上药布或药纸,用针点刺皮肤达到治疗目的。金针、银针因属稀有金属,道医用这些材料制针,刺激特殊穴位,治疗一些顽固性疾病,效果很好。瓷针是废细瓷陶器片,打制成尖锐的瓷针,多用于小儿高热、惊风、食滞等疾病。从以上针具上看,道医所用针具,包括了金、木、水、火、土,体现道教医药五行在临床上的恰当使用。在取穴方法,除采用子午流注与灵龟八法、飞腾八法、蛤蟆经针法外,还讲究时穴五部的配合方法,五部即是皮、肉、筋、脉、骨五个不同层次。另外,取穴讲究少而精,有很多特效的经验穴,如道医们自己命名的经验穴、喘咳穴、腹泻穴、止血穴、壮阳穴,经临床使用,重复操作有效率极高。当然,针刺取穴准,手法熟,手指力强,这是道医们必备之条件。

4.一把草:即是药用植物。武当山林密山高,气候宜人,土壤中性,适合很多植物生长,所以武当山的植物药品种全,质量好,是上天所赐给道医们很好的条件,因此,武当山的道医们用药物有几个特点:用药有区域性,多是就地取材,所用药物是自采、自制、自用,这样才能保证货真价实;用药少而精,内服药剂型多,有丸、散、膏、丹、汤、药酒、药茶、药膳等,均要求药性平和,没有毒性,不伤脏腑的药物;外用药物的方法多,可以说武当道教医药是集古代外治法之大成。

它在急救法中:有开喉散能治急性病中的牙关紧闭者;点穴止血与药物止血相配合,治疗各种大出血,乃是武当道医们的拿手绝技。其他方法如:点眼治扭伤,烟熏法治疗皮肤疮疡病,滴耳法治牙痛、头痛,鼻塞法治疗乳腺炎,脚心敷药治疗顽固性口腔溃疡及头晕,坐浴治疗痔疮及妇科外阴病,脐部敷法治疗数十种内科病,外敷软膏或硬膏治疗烧伤、创伤、跌打损伤及骨折或者骨折后遗症等,药浴法治外感、筋骨痛及一些内科病、皮肤病,热烘法治疗颈椎及腰椎病。姜敷、蒜敷、葱敷、泥敷、药液外敷等等各种方法都各具特点,真正体现了"返璞归真,回归自然,检查无损,治疗无痛苦"的中华民族的传统治疗法。

(七)时令及特殊穴位用药治疗疑难杂症

道医们还根据人体五行在不同季节盛衰情况,采用对不同病症,在不同的季节,采用不同的药物,敷在不同的穴位上,对一些慢性而顽固性疾病有良好的效果。如:观音止喘膏在仲夏敷在几个特定穴上治疗哮喘及咳嗽;平肝补肾膏在立冬敷在特定穴上治疗眩晕(现试治高血压)疗效较好;排毒固本膏在特定的日时,敷在特定的穴位上,治疗糖尿病、尿毒症有可喜的苗头。总之,武当道教医药在治疗上充分体现了人体与大自然的密切关系。顺其自然,因势利导。在治疗方法上也是优化组合,根据病情随机应变,以最简便、最安全、疗效最高、医疗费用最低的方法施治于临床,获得了广大人民群众信赖。

（八）武当道教医药的用药特色

1.用药讲究来源地道:武当山及毗邻地区属于秦巴山区,在中药区划中位于华北暖温带家生野生中药区、华东北亚热带家生野生中药区、西南北亚热带野生家生中药区的三区交界部,三区兼有的气候条件,孕育了三区兼有的中草药品种,而且质量佳。例如,笔者在神农架北坡的房县桥上乡采到一个天南星块茎,直径竟达 10.5 cm,是至今发现的最大的天南星块茎。丰富的中草药资源,使得武当山道医在长期的医疗实践中,形成了使用本地优质药材的习惯。例如,八卦药方中的"观音丽肤丹"和"周仙姑治雀斑"中均选用了武当追风草,治疗五劳七伤的"老君延命丸"中选用了武当党参、武当野生山楂等。

2.药性平和、剂型多样:武当道教医药治疗疾病的剂型多样,有丸、散、丹、汤、药酒、药茶、药膳等多种剂型。例如八卦药方中的"八宝紫金锭""太乙真人止泻丸""神仙九转长生方"等,其药性平和,毒副作用少。

3.炮制方法讲究遵古:武当道教医药在中草药炮制方面,不仅采用传统的炮制方法(例如远志去心,山茱萸去核等),而且对某些常用中草药还探索出一套特殊的炮制方法。例如制备的"强身避邪丹",要求石菖蒲用铜刀刮去皮节,加嫩桑枝共蒸,然后去除桑枝,取石菖晒干,研末;巴戟天先加枸杞子水煎液浸渍一宿,待巴戟天软化后,取出巴戟天再加无灰酒浸泡 10 天,取出,加菊花共同焙干,去菊花,最后取巴戟天研末、入药。虽然目前尚不太清楚用意,但武当道教医药在中草药炮制方法中的特殊之处,可见一斑。

4.疗病制药注重排毒:注重排毒贯穿于治病和制药两个环节。一是治病必排毒。在"病久必瘀"的病因学说和"六腑以通为用"的治病原则指导下,武当道教医药善于应用"攻邪不留寇"的攻下法、清热法、活血化瘀法,总结出了"要想不生病,内脏打扫净"和"诸病皆有毒,治病必排毒"等治疗经验。二是制备药剂讲究去毒。例如制备外贴膏药必须在水中放置适当的时间以"去毒"。某些内服制剂也需做"去毒"处理,例如制备"神仙九转长生方"药膏时,待药膏煎好后置瓷罐中密闭,再埋入坤土七天,待除去火毒后方可服用。制备"观音救苦散"时,不仅在制备过程要进行"去毒"处理,而且还在选择制药季节和"去毒"时间上特别讲究,要求将药粉碎后装入猪胆囊,再用黑纸包裹后悬挂于地坑中,存放一段时间以"去毒",一般当年农历腊月十五以前悬挂于坑中,次年立春时取出,晒干,研末备用。通过"去毒"处理,以减少药物的毒副作用,促进用药安全有效。

5.制药环境强调洁净:国家对制剂生产提出了严格要求,如国家药品生产管理规范(GMP)要求药物的配料、灌装必须在洁净区内操作,进入操作间内的空气必须经过净化,以确保制剂微生物限度符合规定,这是现代对药品管理规定,也逐步被制药业所接受。

令人惊奇的是道教医药在数百年前就非常讲究制剂环境洁净，实属难得。例如武当山道士珍藏的明代《摄生众妙方》，对"神仙太乙紫金丹"的制法这样记载："制药地点选择在一僻静净室，焚香消毒空气，然后研药"，研得的药粉与蒸熟的糯米共同捣碎时，必须放在木 或石臼中捣烂如泥，整个制作过程忌用铁器。忌用铁器的作法竟然与现代研究中避免铁器中的金属离子与中药某些化学成分发生化学反应的结果相一致（如鞣质与铁离子起反应生成鞣酸亚铁而呈污绿色）。

6.遣药用量标新立异：一是遣药组方主次分明。道教医药的秘诀在于量。道教医药秘方组方中主次分明，用量大小悬殊。例如乾卦类方药，吕祖治疗热毒初起，麦冬用量达60g，知母10g，方中重用麦冬以清心除烦。又如乾卦类方药"三友镇痛方"丹参100g，仙鹤草30g，白芷10g，丹参用量超过常用量数倍，《武当便方秘笈》曰："此一味可代四物汤，故非此用量不能取效"，并称赞仙鹤草补气止血的功效胜过人参，可代替独参汤。二是用法用量不拘泥于古文。古人在药物配伍应用过程中总结出配伍"七情"，即单行、相须、相使、相畏、相杀、相恶和相反。例如，有药物配合使用能产生剧毒作用，称相反；若两种药物配伍后能相互降低或丧失药效者称相恶。相反和相恶均属配伍禁忌的范畴，不宜配伍应用，如川乌反半夏，海藻反甘草等。但是武当道教医药有时配方可不受上述局限，例如武当山道教名医朱诚德在"太乙散寒止痛方"处方中将川乌与半夏同用，治疗外感风寒头、身痛，在"玉真人海藻银翘汤"

中将海藻与甘草同用，以加强清热解毒、软坚散结的作用。朱诚德道长将上述一般人认为不宜使用的配伍方法却在临床应用多年，效果一直很好，未见有不良反应发生。

图书在版编目（CIP）数据

武当道医男科临证灵方妙法／尚儒彪编著．—太原：
山西科学技术出版社，2013.7（2024.2 重印）
ISBN 978 – 7 – 5377 – 4498 – 0

Ⅰ. ①武… Ⅱ. ①尚… Ⅲ. ①道教—中医男科学—经验
Ⅳ. ①R277. 57

中国版本图书馆 CIP 数据核字（2013）第 147288 号

武当道医男科临证灵方妙法
WUDANG DAOYI NANKE LINZHENG LINGFANG MIAOFA

出　版　人　阎文凯
编　　　著　尚儒彪
责 任 编 辑　郝志岗
封 面 设 计　吕雁军

出 版 发 行　山西出版传媒集团·山西科学技术出版社
　　　　　　　地址　太原市建设南路 21 号　邮编　030012
编辑部电话　0351 – 4922072
发 行 电 话　0351 – 4922121
经　　　销　各地新华书店
印　　　刷　河北赛文印刷有限公司

开　　　本　880mm × 1230mm　　　1/32
印　　　张　10. 25
字　　　数　226 千字
版　　　次　2013 年 7 月第 1 版
印　　　次　2024 年 2 月河北第 2 次印刷

书　　　号　ISBN 978 – 7 – 5377 – 4498 – 0
定　　　价　37. 80 元